Name:

Vorname:

Alter:

Größe:

Gewicht:

Ruhepuls:

Adresse:

Telefon:

Laufen ist für mich ...

IMPRESSUM

BILDNACHWEIS: FOTOLIA: 2 (Ivanko80), 7 (Halfpoint, vitaly_melnik, howtogoto), 18 (Halfpoint), 21 (Dirima), 26 (EpicStockMedia), 33 (Alena Ozerova), 41 (anders-photo), 50 (kesipun), 61 (Jacob lund), 62 (detailblick-foto), 71 (Melpomene), 73 (Schum), 79 (howtogoto), 103 (ldprod), 108 (Printemps), 114 (baranq), 123 (Ingo Bartussek), 129 (zlikovec), 130 (Alextype), 136 (VanHope), 138 (Giorgio Pulcini), 141 (Soloviova Lludmyla, Maridav), 144 (Maciej Czekajewski), 157 (Dudarev Mikhail). MARION GRILLPARZER: 2, 36, 44, 66, 68, 83, 88, 90, 112, 142, 146. ASTRID REINBACHER: 96. DR. STRUNZ: 8, 10, 15, 76, 105, 107.
ILLUSTRATIONEN: Freepik und Astrid Reinbacher

Originalausgabe 06/2017

Redaktion: Marion Grillparzer, München
Lektorat: Ina Raki, Bruckmühl
Gesamtgestaltung und Satz: E DESIGN, Astrid Reinbacher, Palma de Mallorcca
Umschlaggestaltung: Eisele Grafik·Design, München
unter Verwendung eines Fotos von © Marish/Bigstock
Druck: Těšínská tiskárna, Cěský Těšín
Printed in the Czech Republic

ISBN 978-3-453-60441-4

www.heyne.de

MIX
Aus verantwortungsvollen Quellen
FSC® C005833
www.fsc.org

Verlagsgruppe Random House FSC® N001967

DER AUTOR DR. MED. ULRICH STRUNZ ist praktizierender Internist, Molekularmediziner und Gastroenterologe. Schwerpunkt seiner ärztlichen und publizistischen Tätigkeit ist die präventive Medizin. Er entwickelte das Forever-Young-Programm und gehörte in seiner Altersklasse zur Weltspitze der Triathleten. In Vorträgen und TV-Auftritten begeistert er jedes Jahr Zehntausende von Menschen – und bringt sie zum Laufen.

dr. med. ulrich
strunz

DER KLEINE LAUF COACH

Laufen wie im Flow

Inhalt

Ziel 3: Lerne laufend zu meditieren

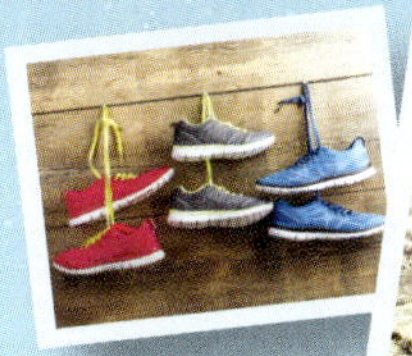
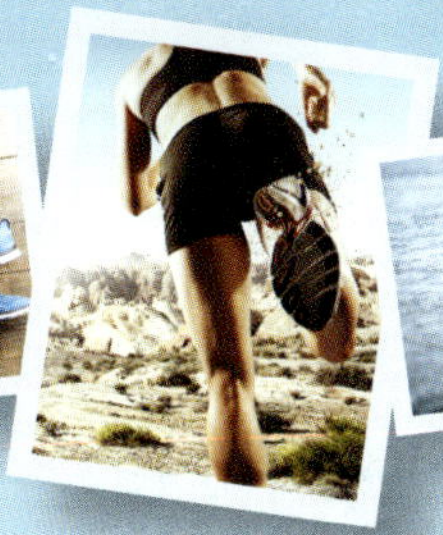
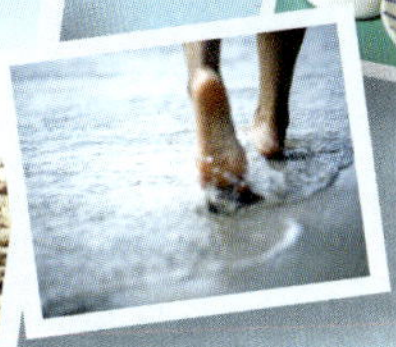
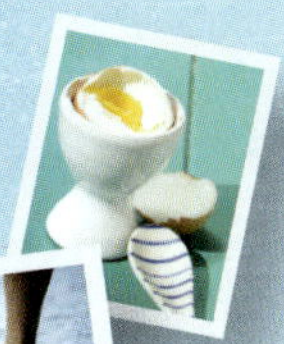

Laufen Sie schon?

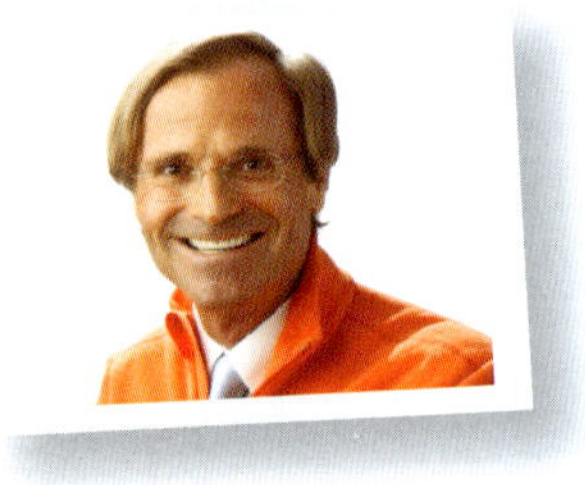

Frage ich jeden Tag. Meine Patienten. Frage ich heute. Sie. Wenn Sie noch nicht laufen, dann stecken Sie sich dieses kleine Buch in die Hosentasche, ziehen die Schuhe aus und laufen los. Sie sollten keinen weiteren Tag ungelaufen vergehen lassen ... Lassen Sie sich von dem kleinsten, cleveren Laufcoach der Welt dazu verführen. Lesen Sie. Laufen Sie dann. Und notieren Sie, was Sie laufend erleben. Drei Monate lang. Bekommen Sie erst einen Laufreflex. Dann ein Laufgefühl. Dann meditieren Sie beim Laufen. Erleben Sie den Flow.

Laufen ist das Tor zur Gesundheit und das Türchen zum Glück. Laufen macht uns durch Muskelmedizin mit dem inneren Doktor gesund und mit Nervenbotenstoffen zufrieden. Laufen schenkt uns stilles Glück genauso wie neue Ideen oder rauschhafte Begeisterung. Wer das einmal gefühlt hat – nicht verstanden, sondern gefühlt –, wird von Stund an sein Lebtag laufen wollen. Und das ist gut so. Laufen weckt die somatische Intelligenz, die uns wieder instinktiv richtig essen lässt. Es stoppt den inneren Dialog. Also das unablässige Affengeschnatter, das uns unser ganzes Leben lang daran hindert, zu uns selbst zu gelangen. Mein Lieblingssatz über das Laufen: Laufen ist die Wunderpille, für die jeder von uns, auch Sie, ein Vermögen ausgeben würde, wenn es sie in der Apotheke zu kaufen gäbe. Das ist so.

Kürzlich las ich übrigens in der FAZ: „Das Laufen ist das neue Golfen.“ Und je höher man in ein Unternehmen gucke, desto gößer wäre die Laufdichte. Und die da in den oberen Etagen, so ist das tatsächlich, laufen nicht nur einfach so, die laufen Marathon. Die haben regelmäßige Bewegung zur Lebensphilosophie erhoben und trainieren für die magischen 42,195 Kilometer. Menschen mit wenig Zeit nehmen sich die Zeit, täglich zu laufen. Und alle sagen Danke. Der eigene Körper. Die Crew. Die Ehefrau oder der Ehemann. Marathon muss nicht sein, kann aber. Erlaufen Sie sich in den folgenden drei Monaten mit diesem kleinen Laufcoach ein Lebensgefühl, das Sie als Dreikäsehoch einfach so beim Laufen, Springen und Herumtollen hatten. Ob Sie das in 30 Minuten, in drei oder fünf Kilometern erlaufen, das ist schnurzpiepegal.

Viel Spaß!
Ihr Uli Strunz

Ziel 1: Der LLL-Lauf zum Laufreflex

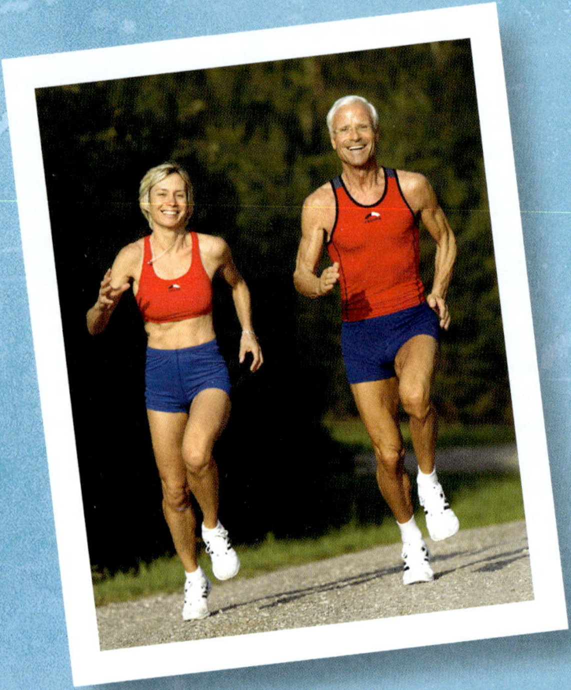

Laufen. Langsam, locker, lächelnd – ohne Atemnot. Mehr tänzelnd als laufend, innen mehr schwebend als grübelnd. Sauerstoff durchflutet die 70 Billionen Körperzellen. Jeder Schritt lockert den Geist, räumt im Kopf auf, bis die Gedanken fliegen. Ein Kokain-Kästchen öffnet sich im Bauch, übersprudelt den Körper mit Fröhlichkeit. Das ist Glück. Und darauf sollten Sie nicht länger warten.

TAGEBUCH

In vier Wochen zum Laufreflex

Tragen Sie jeden Tag ein, ob Sie gelaufen sind. Und wenn Sie unbedingt wollen, dann tragen Sie auch ein, wie viele Minuten am Stück, wie lange insgesamt und wie weit Sie gelaufen sind.

1. ……………
2. ……………
3. ……………
4. ……………
5. ……………
6. ……………
7. ……………
8. ……………
9. ……………
10. ……………

11.

12.

13.

14.

15.

16.

17.

18.

19.

20.

21.

22.

23.

24.

25.

26.

27.

28.

Läufer-Gene

Er verlässt den Baum. Richtet sich auf. Das Nackenband hält ihn aufrecht, der Gluteus maximus im Gesäß sorgt für Balance und Antrieb auf der geraden Strecke. Seine Zehen sind kurz, die Achillessehne lang. Er schwebt gleichsam über den Boden. Fünf Millionen Schweißdrüsen sondern in der Stunde einen Liter Flüssigkeit ab, kühlen Haut und Blut, wenn er in der Hitze der Savanne um sein Überleben kämpft. Er läuft. Jagt die Antilope so lange, bis sie überhitzt zusammenbricht. Ein langer Lauf. Energie hat er für rund 40 Kilometer. Der Mensch ist als Läufer geboren. Ja. Sogar als Marathonläufer. Nein, nicht jeder als Weltklasseläufer, aber jeder als Ich-lauf-mich-jung-gesund-und-glücklich-Läufer. Los geht's!

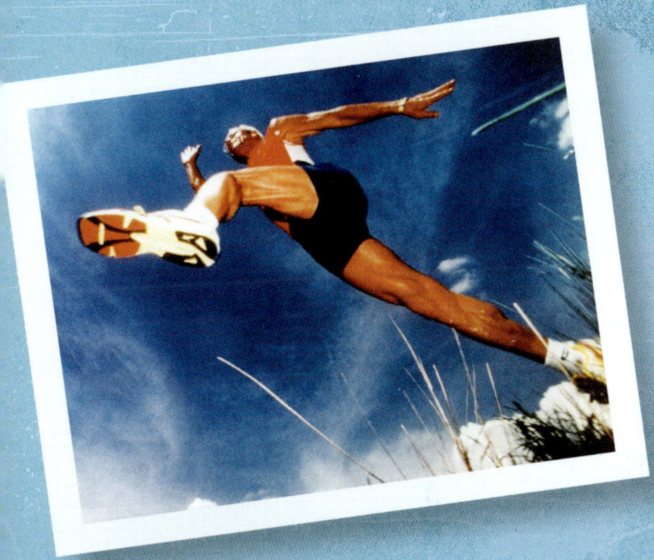

"Vogel fliegt,
Fisch schwimmt,
Mensch läuft."

EMIL ZATOPEK

Lauf um dein Leben!

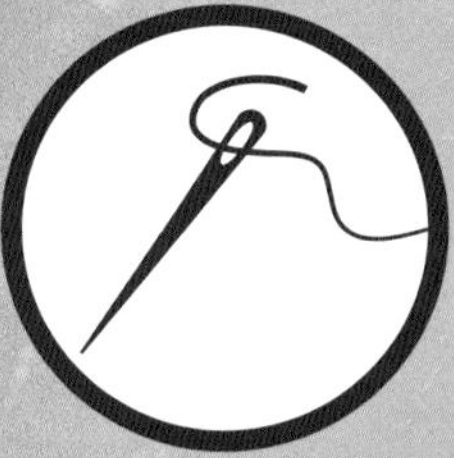

Das rufe ich seit nunmehr 25 Jahren. Vor 2000 Menschen in Innsbruck, vor 3000 Menschen in Linz, vor 4000 Menschen in Mainz, vor 12000 Menschen in Köln. Lauf um dein Leben! Selbstverständlich kenne ich Ihre Gedanken. Oft jedenfalls. Übertrieben, glauben Sie? Zu plakativ? Ums Leben laufen? Sie sagen: „Ich lebe auch ohne tägliches Joggen.“ Sie täuschen sich. Sie täuschen sich fürchterlich. Hier geht es doch nicht banal um Leben oder Tod, um das Überleben wie in früheren Zeiten, sondern hier geht es um ein lebenswertes Leben. Um die Lebensqualität. Um den Genuss, um die Lebensfreude. Und da ist eben … LAUFEN DAS NADELÖHR! Wer durch das Nadelöhr Laufen, tägliches Laufen nicht schlüpft, wird Leben nie kennenlernen. Ich bin mir da ganz, ganz sicher.

Laufschuhe in allen Farben

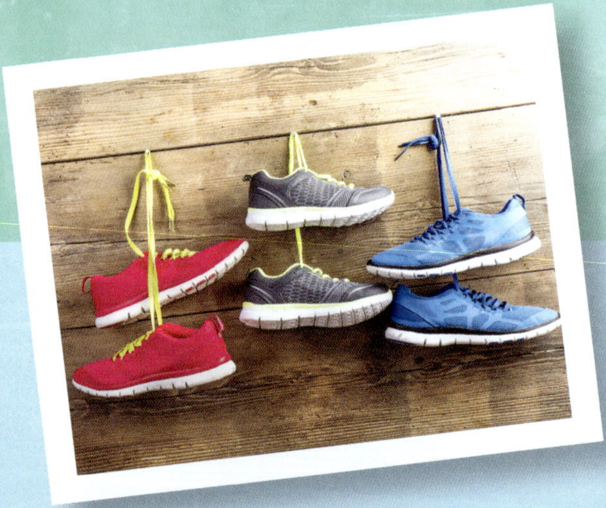

Eine Ode an das Glück. Pure Lebenslust und Lebensenergie. Ein unglaublicher Brief … erreicht mich aus der Schweiz. Von einer 60-Jährigen geschrieben. 60! Die hat eben auch erst aufwachen müssen. Will sagen: Auch Sie haben noch reichlich Zeit zum Aufwachen. Interessiert?

Dann los, die Dame schreibt: „Ich bin süchtig … nach dem Laufen! Beim Aufstehen verspüre ich sofort, ich muss hinaus in die Natur, täglich, bei jedem Wetter, frühmorgens. Ich habe nur noch Laufschuhe – in allen Farben – für jeden Wochentag. Ich erlaufe mir täglich mein Glücksgefühl, seit fast zwei Jahren. Nun wohne ich in der Nähe des Rheinfalls. Hier kann ich am Morgen wunderbar laufen, treppauf, treppab, ich kann jauchzen, schreien, singen und tanzen. Das Tosen des Wassers übertönt alles. Es ist Glück pur. Außen bin ich ein Kraftwerk, innerlich die Ruhe selbst. Ich brauche keine ruhige Insel. Sie ist in mir, ohne Affengeschnatter. Ich werde nie mehr anders leben wollen als genetisch korrekt – Eiweiß, Bewegung und Meditation."

Wieso haben Sie eigentlich noch Halbschuhe und nicht „Laufschuhe in allen Farben"? Wieso nehmen Sie eigentlich den weiten Weg in meine Praxis auf sich, anstatt: zu laufen?

Laufen ist die Wunderpille

... für die jeder von uns ein Vermögen ausgeben würde, wenn es sie in der Apotheke zu kaufen gäbe. Für Körper. Geist. Und Seele. Die Medizin des 21. Jahrhunderts. Gegen die Zivilisationskrankheiten von Burn-out bis Herzinfarkt, von Alzheimer bis Krebs. Der einzige große Nachteil dieser Wunderpille ist, dass es sie umsonst gibt.

Laufen ist der Einstieg, ist das Türchen zum Glück, weil die tägliche Bewegung in uns die somatische Intelligenz aufweckt, welche uns wieder instinktiv richtig essen lässt. Und weil tägliches meditatives Laufen den inneren Dialog stoppt. Also das unablässige Affengeschnatter, das uns unser Leben lang daran hindert, zu uns selbst zu gelangen.

Genau dies ist das Geheimnis jeder Religion: das Stoppen des inneren Dialoges, die Meditation. Auch Rosenkranzbeten genannt. Der Weg zu sich selbst und, wenn Sie wollen: zu Gott. Laufen ist mehr. Laufen Sie los.

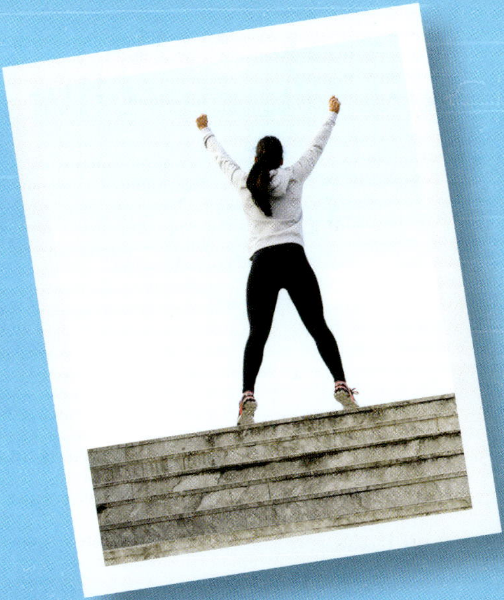

"Es ist nicht zu wenig Zeit, die wir haben, sondern es ist zu viel Zeit, die wir nicht nutzen."

SENECA

Was Läufer ernten

Das Gehirn: Es bekommt 100 Prozent mehr Sauerstoff – das macht wach, erhöht die Konzentration und Leistungsfähigkeit. Botenstoffe schärfen das Gedächtnis, verbessern das Lernvermögen, toppen die Kreativität. Und: Laufen hält das Gehirn jung – denn das neuronale Netz, die Verknüpfungen zwischen den Gehirnzellen nehmen zu.

Das Immunsystem: Die Anzahl der Killerzellen steigt an – sie werden auch viel aggressiver im Kampf gegen Viren, Bakterien und Krebszellen. Ja, man läuft dem Krebs davon.

Die Seele: Laufen kurbelt die Bildung von Neurotransmittern an, die für gute Gefühle sorgen. Das entstresst, lindert Depressionen, hilft gegen Angststörungen.

Das Herz: Es wird kräftiger, bringt mehr Leistung, kann sich schneller erholen – schlägt für ein längeres Leben. Laufen mindert Arteriosklerose, beugt dem Infarkt vor. Laufend bastelt man sich natürliche Bypässe.

Die Gefäße: Laufen reinigt das Blut, normalisiert den Blutdruck. Senkt den Cholesterinspiegel und hält den Blutzucker konstant – das beugt nachweislich Diabetes vor. Und: Laufen reduziert die Harnsäure – das bannt die Gicht-Gefahr.

Die (Läufer-)Lunge: Sie versorgt den Körper mit 1 000 Prozent mehr Sauerstoff – Benzin für den Lebensmotor. Vitalität! Je mehr Sauerstoff, desto mehr Leistung bringt man.

Die Potenz: Läufer können immer. Grund: Der phänomenale Anstieg des Power- und Libido-Hormons Testosteron. Das haben übrigens auch Sexualberater entdeckt – sie schicken ihre Problempärchen zum Laufen.

Die schlanke Linie: Laufend züchtet man sich fettverbrennende Enzyme. Der Energiestoffwechsel schaltet auf „schlank". Man verbrennt Fett auch nach dem Morgenlauf, den ganzen Tag – sogar im Schlaf.

Die Lebensenergie: Wer läuft, vermehr und vergrößert seine Mitochondrien, die kleinen Kraftwerke in den Zellen, in denen Energie entsteht. Man mutiert vom 2- zum 12-Zylinder. Von der Ente zum Jaguar.

Der Muskel: Laufend aktiviert man 70 Prozent der Muskulatur. Das wirkt sich positiv auf den ganzen Körper aus, denn der Muskel ist das Forever-Young-Organ: Sobald er wächst, schwindet das Fett, die Haut wird straff, Knochen, Gelenke und Organe werden kräftiger, die Abwehr wird stark. Man wird täglich jünger und gesünder.

Knochen & Gelenke: Laufen schützt die Knochen vor Osteoporose, die Gelenke vor Verschleiß. Beugt Rückenschmerzen, Arthrose und Knochenbrüchen vor.

Worte-Taten-Gewohnheiten-Charakter

„Achte auf deine Gedanken, denn sie werden deine Worte. Achte auf deine Worte, denn sie werden deine Taten. Achte auf deine Taten, denn sie werden deine Gewohnheiten. Achte auf deine Gewohnheiten, denn sie werden dein Charakter. Achte auf deinen Charakter, denn er wird dein Schicksal.“

AUS DEM TALMUD

Was erwarte ich mir von meiner Reise ins Läuferleben?

Kurzurlaub Laufen

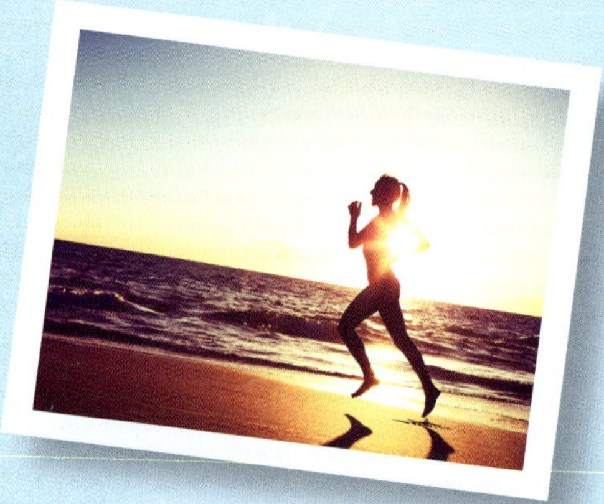

Laufen als Kurzurlaub.

Welch hübsche, verführerische Idee. Urlaub vom Alltag. Urlaub vom Stress. Urlaub vom Schreibtisch. Geh raus und lauf! Dann hätten wir ja täglich Urlaub? Dann könnten wir uns Urlaub ja machen? Sie wissen, ich liebe dieses Wort. Wenn man etwas selbst in der Hand hat. Wenn man selbst gestalten kann, nicht auf andere – besonders nicht auf uns Ärzte – angewiesen ist. Manchen Sie sich Ihren Urlaub selbst! Lachen Sie Ihren Chef aus!

Darauf gebracht hat mich die Nachlese. Am 07.01.2009 hatte mir einer meiner Leser geschrieben: „Im Januar dieses Jahres

habe ich mit 104 Kilo (bei 175 cm) schon fast aufgegeben. Dann kaufte ich Ihr Buch „Die neue Diät". In den letzten sechs Monaten bin ich nun schon über 400 Kilometer gelaufen. Für mich wäre das vor einem Jahr völlig undenkbar gewesen. Ich habe inzwischen 78 Kilogramm und fühle mich wie ein anderer Mensch.
Laufen ist für mich inzwischen wie ein Kurzurlaub. Meine längste Strecke war bisher 15 Kilometer, wobei ich noch am gleichen Tag nach drei Stunden Pause (dank Power Carnitin und Power Amino) noch über eine Stunde Tennis gespielt habe. Dass man mit 45 Jahren in einem Jahr solch eine Wandlung erleben kann, hätte ich nicht für möglich gehalten."
Da strahlt jemand. Wieder jemand. Frohmedizin. Angewandte Frohmedizin. Sie, liebe Leserinnen, lieber Leser, sind Sie sich wirklich dieses Wunders bewusst? Eines Wunders, das man machen kann. Selbst machen kann. Mein Wohnort Roth kommt mir manchmal vor wie eine Quelle, die Glück produziert. Eines, das man sich erlaufen kann. Täglich.
Sie können sich täglich selbst neu erschaffen! Diese Wahrheit werde ich Ihnen laut und penetrant immer und immer wieder um die Ohren … Das wirklich Neue daran ist nämlich, dass wir bewiesen haben, dass das funktionieren kann. Immer wieder einmal. Dafür bin ich meinem Beruf – spät, sehr spät – von Herzen dankbar.

Wie fit bin ich?

Machen Sie, bevor Sie mit dem Laufen beginnen, den Harvard-Step-Test. Und wiederholen Sie ihn alle drei bis vier Wochen zur Kontrolle, ob Ihr Körper schon fitter ist. Sie brauchen einen 35 bis 45 Zentimeter hohen Hocker oder eine Bank. Steigen Sie fünf Minuten lang 30-mal pro Minute auf den Hocker und wieder hinunter.* Wenn Sie fertig sind, ruhig hinsetzen. Genau eine Minute nach dem letzten Step messen Sie das erste Mal Ihren Puls, dann nach zwei Minuten, dann nach drei Minuten. Zählen Sie immer 30 Sekunden lang Ihre Pulsschläge. Und nun berechnen Sie mit folgender Formel Ihren Erholungsindex:

ERHOLUNGSINDEX

$$= \frac{\text{Dauer der Übung in Sekunden} \times 100}{\text{Summe aller gezählten Pulsschläge} \times 2}$$

= ______________________

= ______________ Ihr Ergebnis

Auswertung

> als 91: Hervorragend, Sie sind wirklich superfit.

81-90: Klasse, Sie sind top in Form.

71-80: Ihre Fitness ist gut.

61-70: Ihr mäßig funktionierendes Herz-Kreislauf-System kann die täglichen Laufrunden gut gebrauchen.

< 60: Miserabel. Nach vier Wochen Laufen müsste es schon besser sein.

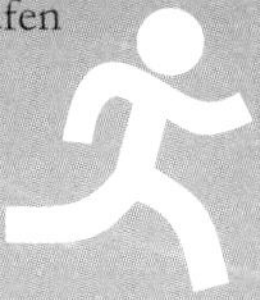

**Wird es Ihnen zu anstrengend, treten starke Atemnot oder Brustschmerzen auf: sofort aufhören!*

Meine ersten zweiten Schritte

Am 4. Dezember 1988 um 12.30 Uhr kam Hubert Schwarz vorbei und sagte: „Hopp, Doc, jetzt wird gelaufen.“ Da ich diesen in meinen Augen verrückten Extremradler bewunderte – er ist später in 80 Tagen um die Welt geradelt –, traute ich mich gar nicht, Nein zu sagen. Ich sprang in meine Sportschuhe, schnürte sie schnell zu und stürmte vor die Tür. Draußen hüpfte sich Oli Zimmermann, der Junioren-Weltmeister Hawaii, warm. Hubert Schwarz und er nahmen mich auf meine ersten zehn Kilometer am Stück mit. Ich hatte nicht etwa die Möglichkeit, gemächlich loszudackeln und mir die Lauffreude langsam zu erschließen. Es gab keinen ersten Gang, in dem das Hormon Serotonin einem die rosarote Brille verpasst und das Gefühl vermittelt: „Oh, wie schön ist die Welt um mich.“ Auch keinen zweiten Gang, in welchem das Hormon ACTH die Gedanken fliegen lässt, den Geist kristallklar und hellwach macht. Nein. Die beiden zwangen mich gleich in den dritten Gang. Ich lief nah an meinem Grenzpuls. Ein Eimer voll Endorphine – unser wunderbares körpereigenes Kokain – ließ mich mit den beiden mithalten und verpasste mir gleich den Laufrausch, der einen dazu bringt, nie mehr aufhören zu wollen.

Doch nach acht Kilometern wollten die beiden ihren Sprint einlegen. Auch unter Aufbietung sämtlicher mir im Nachtdienst zugewachsener Energien und aller Disziplin, die ich mir als Arzt abverlangte – ich kam nicht nach. Ich musste stehen bleiben und ließ mir das Frühstück noch einmal durch den Kopf gehen.

Der Doc am Straßenrand hat den beiden sehr gut gefallen. Und so liefen wir zu dritt vier Wochen lang jeden Tag zehn Kilometer. Dann seilte ich mich ab.

Vom Spatzen lernen

„Ich hüpfe von Ast zu Ast, und das ist mir genug. Ich verstehe nicht, was die Menschen immer wollen“, sagt der Spatz. Man stutzt. Man denkt. Man fängt an zu träumen. Und träumend denk ich mir: Da steht nicht: „Ich werde hüpfen.“ Da steht nicht: „Morgen fang ich an.“ Da steht: „Ich hüpfe.“ Der tut‘s bereits. Könnte es sein, dass „Genughaben, Zufriedenheit, stilles Glück“ mit dem Hüpfen selbst zusammenhängt? „Morgen fange ich mit dem Laufen an ...“, das ist es wohl nicht. Falls Sie jetzt gerade zum Fenster hinaussehen in den peitschenden, kalten Regen, falls Ihnen die tägliche Motivation fehlt, dann versuchen Sie’s doch mal mit der rechten Hirnhälfte, mit Ihrem Gefühl. Schalten Sie die Kommandostimme der Vernunft ab und ... träumen Sie ... laufen Sie. Laufen Sie leicht, locker, lächelnd. Laufen Sie langsam. Laufen Sie ohne jegliche Anstrengung. Laufen Sie – und werden Sie wieder normal. Laufen, täglich laufen ist normal. Jedes Kind weiß das. Jedes Kind läuft, hüpft, springt täglich zehn Kilometer. Wussten Sie das? Nein. Erinnern Sie sich nicht? Sie waren einmal ein Kind. Sie haben es getan, täglich zehn Kilometer. Sie sind ein geborener Läufer. Begnadet. Sie haben es vergessen. Werden Sie wieder normal – laufen Sie. Laufen Sie. Laufen Sie los! Heute. Jetzt!

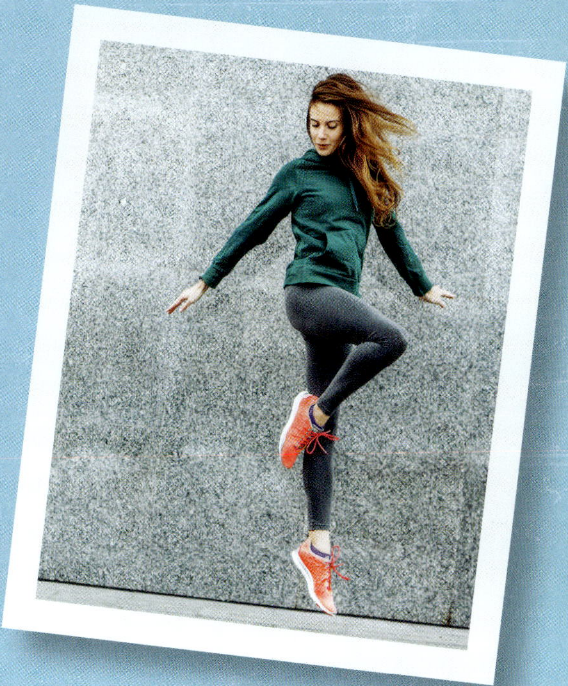

Lauf los!

Sie denken mir zu viel. Sie denken zu viel nach. Das hindert Sie am … Leben. Beispiel: Fordert man Sie auf: „Lauf los!“, tun Sie das noch lange nicht. Sondern denken erst über den Kauf geeigneter Sportschuhe nach. Mit Laufbandanalyse, damit alles stimmt. Und dann, welche spezielle Kleidung Sie tragen müssten. Atmungsaktiv. Zwiebelschalenprinzip. Und die Zeit vergeht und vergeht und vergeht und …

Sie laufen nicht. Ganz anders ein Kind, dem Sie sagen: „Lauf los!“ Das wird losrennen, ob mit oder ohne Straßenschuhe, ob mit oder ohne Pullover und Anorak … Es wird laufen. Merken Sie etwas? Denken hindert Sie am Leben.

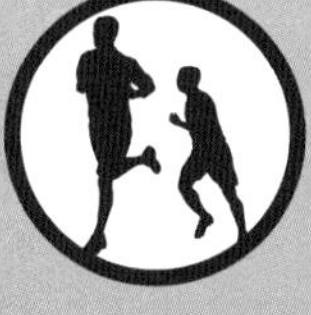

Warum laufe ich noch nicht?

Hier dürfen Sie noch mal kurz nachdenken, was Sie alles davon abhält, durch das Nadelöhr Laufen zu schlüpfen – danach stellen Sie dieses Denken ab.

1.

2.

3.

4.

5.

6.

7.

8.

9.

10.

11.

12.

13.

14.

15.

Der Laufreflex

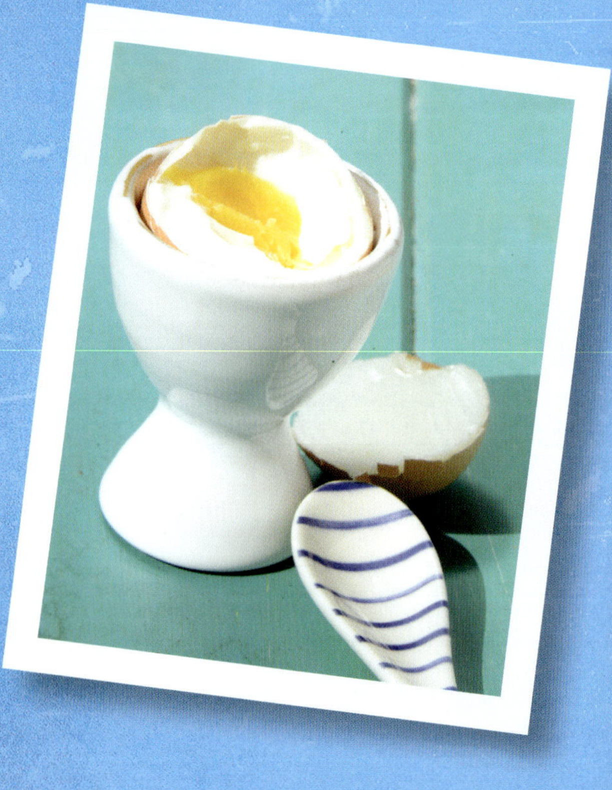

Nun. Es ist so weit. Morgens setzen Sie sich an den Frühstückstisch, köpfen ein Ei – ohne darüber nachzudenken. Das tun Sie automatisch. Sie haben einen Frühstücksei-Reflex. Für das Laufen brauchen Sie auch so einen Automatismus. Einen Laufreflex. Und wie bekommen Sie einen Reflex? Ganz einfach: Wenn Sie vier Wochen lang jeden Tag etwas um die gleiche Zeit tun. Jeden Tag. Stellen Sie sich Ihre Laufschuhe ans Bett. Sie rumpeln früh hoch, fallen in die Schuhe, erschrecken fürchterlich und laufen los. Wichtig: Sie dürfen sich nicht erst die Zähne putzen oder gar duschen. Denn das kostet Sie zwölf Minuten, und in dieser Zeit fallen Ihnen garantiert 14 Ausreden ein, warum Sie gerade heute zufällig ausnahmsweise keine Zeit zum Laufen haben. Also: Stellen Sie das Denken ab, laufen Sie los, vier Wochen lang, dann haben Sie einen Laufreflex.
Das Laufen gehört dann wie das Atmen zu Ihrem Leben.

TAGEBUCH

Meine ersten zweiten Schritte

Schreiben Sie hier einen kleinen Aufsatz, was Sie am ersten Tag in Ihren Laufschuhen erlebt haben. Dieser Schritt wird Sie immer wieder amüsieren.

Simpel langsam

Laufen Sie langsam. Wie langsam? Sehr langsam. Anfangs. Der Körper reagiert sauer, wenn Sie hecheln, keuchen, schwitzen, sich anstrengen. Dann leidet der Muskel unter Sauerstoffnot und bedient sich aus dem falschen Energie-Tank, er schaltet um von Fett auf Kohlenhydrate. Das wollen Sie nicht, Sie wollen ja lästiges Fett verbrennen und die Kohlenhydratvorräte dem Gehirn lassen – damit es sich den ganzen Tag konzentrieren kann. Darum laufen Sie langsam. Mit kleinen Schritten. So, dass Sie sich noch unterhalten können. Von mir aus auch mit einer Pulsuhr. Die Sie piepsend warnt, sobald Sie zu schnell werden.

Laufen Sie einfach los ... Mancher kann langsam, also ein gutes Stück unter seinem Grenzpuls, bei dem der Körper auf die Verbrennung von Kohlenhydraten umschaltet, sofort eine halbe Stunde durchlaufen. Wenn Ihnen das nicht gelingt, dann laufen Sie eine Minute, und sobald die Uhr piepst, gehen Sie eben wieder. Bis sich Ihr Puls beruhigt hat. Am nächsten Tag: zwei Minuten, dann gehen. Am dritten Tag drei Minuten ... Und so hängen Sie jeden Tag eine weitere wertvolle Minute an. Nach 30 Tagen sind Sie bei Ihren wertvollen 30 Minuten.

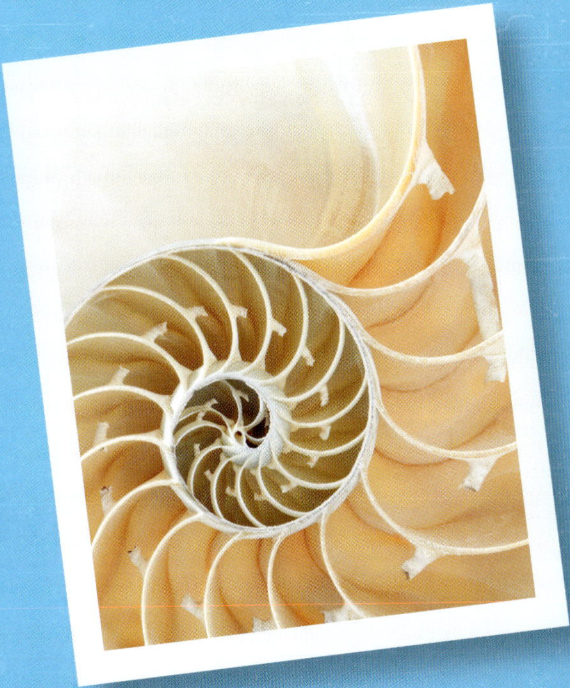

"Wenn du es eilig hast, gehe langsam!"

Chinesische Weisheit

Normal = chemisches Glück

Sobald Sie loslaufen, wachen Sie auf. Das ist das große Geheimnis hinter dem Leicht-locker-lächelnd-Laufen. Das Gehirn wacht auf. Ihr Körper wacht auf. Denn Sauerstoff flutet wieder durch den Körper und Ihr Gehirn. Und stimuliert Glückshormone. Die Botenstoffe des Glücks.

Sie locken Serotonin beim leichten, lockeren, lächelnden Laufen. Eines der Wunderhormone in Ihrem Gehirn, das Sie fröhlich macht. Beim langsamen Laufen gewinnen Sie Abstand zu Ihren Problemen, zur Welt. Sie merken das. Wenn Sie langsam, locker, lächelnd laufen, sehen Sie die Welt anders. Neu. Wie ein Kind. Die Bäume, die Wiesen, den Bach, den Lebenspartner. Und das in einem leise-glücklichen Zustand. Das ist kein rauschhaftes Glück wie mit Endorphinen, sondern eher so etwas wie innere Zufriedenheit.

Serotonin. Innerer Abstand und Glück. Drum laufen Sie. Laufen Sie leicht, locker, lächelnd. Laufen Sie langsam. Laufen Sie und werden Sie wieder normal.

Wie sehe ich heute meine Welt?

Der Läufer-Smoothie

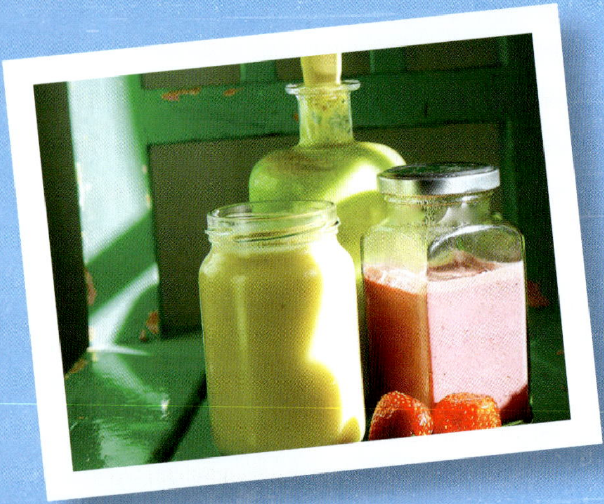

Zum Laufstart gehört der Läufer-Smoothie. Er versorgt schon morgens den Körper mit dem, was er braucht. Mit den Fettsäuren der Avocado und des Arganöls, mit Chlorophyll und Folsäure der grünen Blätter, mit dem Vitamin C und den Flavonoiden der Limette – und mit dem Spurenelement für die Seele, dem Selen des Kokoswassers. Und wer will, vollendet das Körperglück mit zwei Esslöffeln purem Eiweiß (aus der Dose). Bezugsquelle Seite 159.

Avocado-Limetten-Smoothie

Für 1 Drink

1 Biolimette | 1 kleine reife Avocado (circa 125 g, ohne Stein)
50 g Feldsalat | 100 ml Kokoswasser | 2 EL Eiweißpulver
3 bis 4 Tropfen flüssiges Stevia | 1 TL Arganöl
5 EL Wasser | 2 Eiswürfel | 1 Minzezweig
circa 19 g EW, 26 g F, 6 g Kh

1 Limette heiß waschen, abtrocknen, 1 TL Schale fein abreiben, Limette auspressen. Fruchtfleisch der Avocado aus der Schale heben, grob würfeln und in den Mixer oder eine Rührschüssel geben, mit Limettensaft beträufeln, damit es nicht braun wird. Feldsalat putzen, abbrausen, hinzufügen.

2 Mit kaltem Kokoswasser auffüllen und alles erst bei niedriger, dann bei hoher Stufe cremig pürieren. Eiweißpulver, Stevia, Arganöl, die abgeriebene Limettenschale und Wasser hinzufügen und nochmals alles kurz und kräftig mixen.

3 Eiswürfel in ein großes Glas geben, Avocado-Smoothie darübergießen und mit einem Minzezweiglein garnieren.

Wann soll ich denn laufen?

Morgens. Nüchtern. Ohne groß nachzudenken. Um Fett zu verbrennen. Und um Energie, gute Laune und ein fittes Hirn für den ganzen Tag zu bekommen. Ihr Fettstoffwechsel kommt ohne Frühstück viel besser in Schwung als mit vollem Magen. Eigentlich logisch, denn die Glykogenspeicher in der Leber sind leer. Blutzuckerspiegel und Insulinspiegel, die den Fettstoffwechsel ausbremsen, sind niedrig. Der Muskel muss ans Fett ran. Ihre fettverbrennenden Enzyme arbeiten auf Hochtouren. Natürlich können überzeugte Morgenmuffel diese Effekte auch tagsüber erzielen. Nur fällt es tagsüber so schwer zu hungern, um dann einen Nüchternlauf zu machen. Geht gar nicht? Na, dann eben nachmittags bis zum frühen Abend – also zwischen 16 und 19 Uhr – da hungert der Körper regelrecht nach Bewegung. In dieser Zeit stellen

Sportwissenschaftler den besten Trainingseffekt fest. Darum trainieren geübte Wettläufer immer auch nachmittags. Aber die laufen schon gerne. Haben schon ihren Laufreflex. Also heben Sie sich Ihren Nachmittagslauf für später auf. Für den zweiten, den dritten Monat als Läufer. Denn dann hat der Spätlauf noch einen Vorteil: Im Körper zirkulieren jede Menge Stresshormone. Hat man tagsüber in der Arbeit angesammelt. Die warten nur darauf, dass man sie laufend in die Wüste schickt. Das tut letztlich auch dem Familienleben gut, wenn die Stresshormone aus dem Büro auf der Laufstrecke bleiben.

In welchen Schuhen soll ich denn laufen? Welche Klamotten soll ich denn tragen? Völlig egal. Alles andere ist zweitrangig. Laufen Sie einfach los.

TAGEBUCH

„Wer die Welt bewegen will, sollte erst sich selbst bewegen."

SOKRATES

Ziel 2: Laufen mit Gefühl

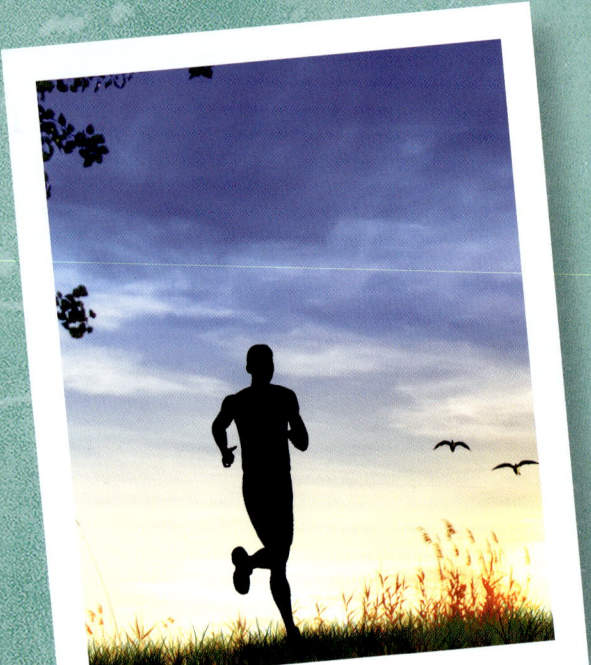

Sie haben einen Laufreflex? Laufen langsam trippelnd 30 Minuten am Stück? Jetzt dürfen Sie spielen. Mit der Geschwindigkeit. Mit der Technik. Reinfühlen in Ihren Körper. Gucken, was das Laufen mit Ihnen macht. Den Rhythmus entdecken. Die Schwungkraft der Arme. Die Willenskraft des Hirns. Den Tanz der Motivations-Hormone. Den Takt des Lebens: Ihren Puls. Binnen vier Wochen entdecken Sie Ihren Körper neu.

"Sorge dich gut um deinen Körper. Es ist der einzige Ort, den du zum Leben hast."

JIM ROHN

TAGEBUCH
Wie fühl ich mich?

So, Sie haben jetzt Ihren Laufreflex. Nun wollen Sie mehr? Dann tragen Sie täglich Ihre Biofaktoren ein – die gemessenen und die bewerteten. Sie kommen Ihrem Körper näher. Vom morgendlichen Ruhepuls bis zum Rendezvous mit dem Sandmann. Machen Sie das im zweiten Laufmonat. Aber nur, wenn Sie mehr wollen. Wenn nicht, dürfen Sie auch ganz einfach nur weiterträumen.

	GEMESSENE BIOFAKTOREN			
Tag	gelaufene km	Zeit	Gewicht	Ruhepuls
MO				
DI				
MI				
DO				
FR				
SA				
SO				
Durch-schnitt				

Bewertet wird nach folgender Skala:
+2 = sehr gut
+1 = gut
0 = mittelmäßig
–1 = nicht genügend
–2 = schlecht
Zum Rauskopieren.
Oder hier runterladen:

BEWERTETE FAKTOREN		
Schlafqualität	Zufriedenheit	Motivation

Wer will Weltklasse?

Afrikanische Läufer sind Weltklasse. Weil? Ihr Körperschwerpunkt liegt im Schnitt um drei Prozent höher als bei gleich großen Hellhäutigen. Das macht um 1,5 Prozent schneller. Wir kennen heute mehr als 200 Genvarianten, die mit sportlicher Leistung zu tun haben. Das „Super-Läufer-Gen" ist das SRY auf dem Y-Chromosom. Es unterscheidet Männer von Frauen. Sorgt für Hoden und Testosteron. Für mehr Muskeln, weniger Fett, schmalere Hüften. Macht ausdauernder, macht schneller.

Fleiß zahlt nicht auf jedes Konto gleich ein. Training bringt viele weit, aber nur wenige weiter. Weltklasseleistung beruht auf 23 Genvarianten, die am stärksten für Ausdauer zuständig sind, auf starkem Willen, sozialer Unterstützung, jahrelangem Training – und cleverem Treibstoff. Nach vier Wochen ahnen Sie, ob Sie fürs Glück und die Gesundheit laufen wollen – oder vielleicht sogar für mehr.

Will ich mehr?

Erst träumen, nun Technik

Wenn Sie nun schon ein bisschen träumen, dann dürfen Sie sich auch mit Technik beschäftigen. Nur ein bisschen. Es gibt eine Lauftechnik, die macht alle reich. Nur den Läufer nicht. Aber den Orthopäden, den Chirurgen, die Laufschuhindustrie. Das ist der Fersenlauf. Mit dem Sie sich ein künstliches Knie oder Hüftgelenk erlaufen. Gucken Sie Kindern beim Spielen zu, wenn sie barfuß toben. Sie beugen den Oberkörper leicht nach vorne und man bangt, dass sie gleich hinfallen. Der Mensch würde fallen, würde er nicht den Fuß unter den Schwerpunkt des Körpers schieben. Und da schiebt das Kind nicht die Ferse drunter. Sondern den Vorfuß. Der Vorfußlauf ist, wie man sieht, dem Menschen angeboren. Ist seine natürliche Bewegungsart.

Vorfußfedern

Laufen ist normal. Jedes Kind läuft. Doch wenn Sie schon Jahre nicht gelaufen sind (und das sind Sie doch?), haben Sie das Gefühl für Rhythmus verlernt – und müssen sich auch den richtigen Bewegungsablauf wieder aneignen. Traurig, aber wahr. Sie wissen, man kann old-fashioned mit der Ferse auf den Boden knallen. Die Bandscheibe quetschen. Mit dem sechsfachen Körpergewicht. Ein alter Hut. Oder man kann vorfußfedern. Der Vorfuß, das ist der Mittelfuß plus Zehen. Auf dem können Sie leicht-elastisch, bandscheiben- und gelenkfreudig laufen. Mit der effektivsten Dämpfung, die es gibt: der natürlichen. Wie geht diese Wunderlaufmethode?

Ziehen Sie die Schuhe aus, und trippeln Sie los

Erst mal nur eine Minute – Sie müssen üben. Erst langsam steigernd wieder lernen, Ihre Wadenmuskeln einzusetzen. Das geht nicht von heute auf morgen. Die Wadenmuskeln haben Sie 20 Jahre nicht herausgefordert. Bauen Sie in jede Laufeinheit eine Minute Vorfußlauf ein. Und hängen Sie alle zwei Wochen eine weitere Minute an.

Lernen Sie, erst mal auf dem Mittelfuß laufend zu entspannen. Und dann auf den Zehen zu springen, zu federn, sich abzudrücken. Entwickeln Sie langsam, aber sicher mehr Wadenmuskeln, entwickeln Sie Oberschenkelmuskeln – und

plötzlich laufen Sie richtig: federnd, hüpfend, nach oben strebend. Dann werden Sie auch spüren, wie dieser Laufstil Ihr Denken verändert. Wie Sie sich wie ein Kind fühlen, frei und beschwingt.
Also Vorfuß (Mittelfuß plus Zehen) aufsetzen und weich durchfedern, erst dann berührt die Ferse den Boden. Dadurch wird der Schritt von den körpereigenen Stoßdämpfern, den Gelenken und der Muskulatur, weich abgefangen. Für Sie ist das anfangs sicher gewöhnungsbedürftig.

Trippeln Sie!

Viele meinen, je länger der Schritt, desto weiter trägt einen der Wind. Nein. Im Gegenteil, je länger der Schritt, desto mehr Kraft müssen Sie aufwenden. Und das wollen Sie nicht. Sie möchten nicht nach zehn Minuten erschöpft am Wegrand pausieren, sondern Sie wollen möglichst lange leicht und locker laufen. Je kürzer und lebhafter Ihr Schritt, desto ökonomischer. Und Sie kommen gar nicht in Verlegenheit, mit der Ferse aufzudonnern, weil Sie nicht aus Ihrem Körperschwerpunkt herausdriften.

Artgerechte Haltung

Ich sehe sie überall. Die Schleppschleifschlurfschlappschrittler. Hat nix mit Laufen zu tun. Der schlurfende Läufer denkt:

„Hoffentlich ist's bald vorbei", und spannt die Muskeln nicht an, der Schritt ist lang, flach und unmotiviert. Sollte man anders machen: Körper so aufrecht, als würde der Hinterkopf an einem Seil hängen. Machen Sie kein Hohlkreuz – das sieht nicht gut aus und belastet die Wirbelsäule. Heben Sie die Füße. Die Arme schwingen beim Laufen, pendeln. Bei jedem ein bisschen anders, je nach Körperbau. Muskeln bleiben locker. Die Muskulatur des Oberkörpers bildet keine Milchsäure, solange Sie die Arme nicht schwingen, sondern sie schwingen lassen. Fliegen Sie! Wie die kenianischen Wunderläufer. Gucken Sie mal zu. Die laufen nicht, die schweben ...
Übrigens: Die Laufbewegung ergibt sich aus einem kontrollierten Nach-vorne-Fallen und schnellem Wegziehen der Füße, die unter dem Körperschwerpunkt aufsetzen. Kleine Schritte! Vorteile: Bessere Eigendämpfung, weniger Muskelleistung. Die Schwerkraft treibt voran.

„Durch das Fallen lernt man laufen."

DEUTSCHES SPRICHWORT

Clevere Mini-Dehnrunde

Welche Muskeln machen Ihnen zu schaffen? Die sollten Sie dehnen. Nach dem Laufen. Fünf Minuten lang. Dehnen Sie den Muskel fest, bleiben Sie dabei aber sanft. Stretchen Sie Ihren Muskel nur bis kurz vor die Schmerzgrenze. Nach einem anstrengenden Lauf, einem Wettkampf, kurz: Immer wenn die Muskeln hart sind, sollten Sie nicht dehnen oder nur ganz sanft. **Dehnen ist kein Drill!** Rucken, zerren, wippen oder reißen Sie nicht an Ihren Muskeln. **Atmen nicht vergessen:** Fühlen Sie sich in die langsamen Dehnungsbewegungen ein.

Wichtig: Je 20 Sekunden halten, zwei Sekunden Pause, noch mal dehnen, dann Seite wechseln. Und so dehnen Sie die einzelnen Muskelpartien:

Oberschenkelvorderseite: Gerade hinstellen, Füße nebeneinander. Ein Bein nach hinten abwinkeln. Fuß in die Hand nehmen, an den Po drücken, die Knie dabei zusammenhalten, Hüfte nach vorne strecken.

Oberschenkelrückseite: Ein Bein sanft gestreckt und mit der Ferse auf einem Stuhl oder einer Parkbank abstellen. Mit der Ausatmung den gestreckten Oberkörper nach vorne über das Bein neigen, bis das Ziehen in der Oberschenkelrückseite gut spürbar ist.

Wadenmuskulatur: Rücken gerade, Knie beugen, eine Ferse mit durchgestrecktem Bein vor den Körper stellen, die Zehen hochziehen. Die Belastung ist nun auf dem gebeugten Standbein, die ganze Sohle auf dem Boden.

Innenoberschenkel: Grätschstellung. Ein Bein beugen. Gewicht auf das gebeugte Bein verlagern. Der äußere Fußrand des gestreckten Beins bleibt am Boden (siehe Foto).

Brust- und Schultermuskulatur: Hände hinter dem Rücken verschränken. Mit geradem Rücken die gestreckten Arme vorsichtig nach oben ziehen.

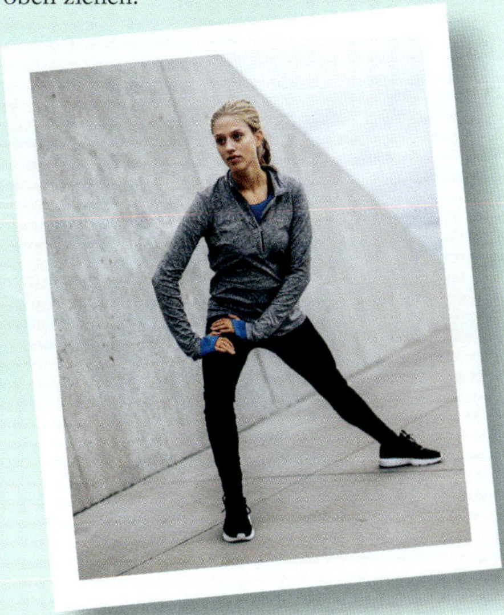

Der Puls der Adler

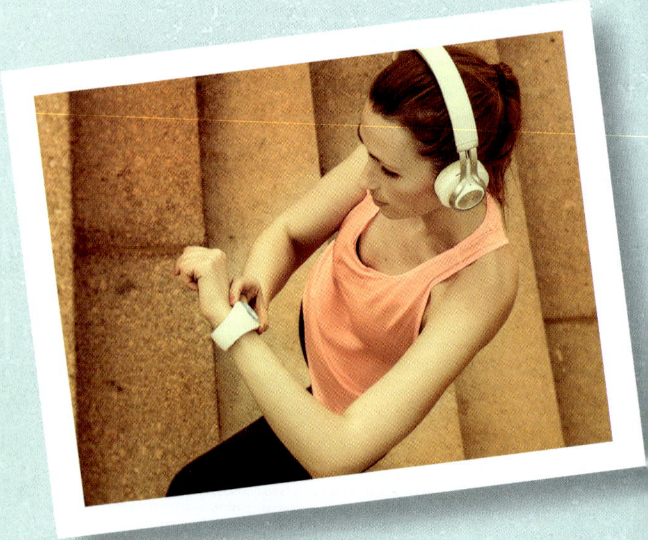

Bislang liefen Sie langsam, locker, lächelnd. Sie wollen mehr? Sie wollen optimal trainieren? Viel Fett verbrennen? Dann strengen Sie sich an. Laufen Sie dicht unter Ihrem Grenzpuls. Aber Achtung: Der Puls ist etwas Individuelles, und er tanzt, denn er ist der Takt des Lebens. Jeder Mensch hat seinen Grenzpuls. Und diesen, Ihren persönlichen Puls, finden Sie in keiner Tabelle. Sie müssen ihn messen – und im Laufe der Zeit werden Sie ihn fühlen. Der Grenzpuls ist der Puls vor dem Punkt, an dem der Körper gerade noch die Milchsäure, die er bildet, gut wegschaffen kann. Bei Laktat 4.

Den Grenzpuls erfahren Sie über den Laktatspiegel

Wenn Sie älter als 35 sind oder Sport für Sie bisher nur in der Zeitung und im Fernsehen stattfand, dann sollten Sie zum Sportmediziner gehen und einen Vital-Check machen lassen. Er findet auch Ihren Grenzpuls heraus. Anhand eines Belastungstests – der kostet Sie nur ein paar Tropfen Blut – kann der Arzt ablesen, bei welchem Pulsschlag Ihr Laktatwert auf 4 mmol/l angestiegen ist. Und genau diesen Wert sollten Sie laufend nicht überschreiten. Ein Beispiel: Findet der Arzt heraus, dass Sie bei Puls 140 Ihre 4 mmol/l Milchsäure produzieren, dann laufen Sie künftig zwischen 130 und 140. Je näher an 140, desto effektiver verbrennen Sie Kalorien – und zwar viel Fett und wenige Kohlenhydrate.

Optimal Fett verbrennen

Der Bereich für die optimale Fettverbrennung liegt in einem Geschwindigkeitsbereich, der einerseits möglichst intensiv ist – und den Sie andererseits möglichst lange aufrechterhalten sollten. Um die 75 Prozent der maximalen Leistungsfähigkeit. Wenn Sie mit dem idealen Puls laufen, verbrennen Sie am meisten Kalorien. Nicht nur Fett, auch Kohlenhydrate, aber die möchten Sie ja auch loswerden. Zu viel davon landet auch als Fett auf der Hüfte. Übrigens: Noch 15 Stunden nach einer 70-minütigen intensiven Belastung findet eine erhöhte Fettverbrennung statt. Das können Sie mit einem Läufchen bei niedriger Intensität nie erreichen.

Grenzpuls selbst aufspüren

Der richtige Puls ist ein Gefühl. Ein Traum, eine Zahl, um die Sie sich Ihr Läufer-Leben lang bemühen werden. Das lohnt sich. Wie gesagt: Der richtige Puls liegt da, wo Ihr Körper genauso viel Laktat bildet, wie er abbauen kann. Doch dieser Puls schwankt täglich. Beim Anfänger um 15 Schläge, beim Geübten nur noch um fünf Schläge. Wenn Sie mit diesem Puls, dem Grenzpuls, dem Puls der Adler laufen, dann spüren Sie das als ein begnadetes Glücksgefühl. Laufen Sie leicht, locker, lächelnd. 30 Minuten. Freuen Sie sich Ihres Lebens. Laufen Sie am nächsten Tag wieder eine halbe Stunde, aber steigern Sie Ihren Puls um fünf Schläge. Nach der Pulsuhr. Sie laufen immer noch leicht und locker. Wiederholen Sie das Spiel. Laufen Sie täglich eine halbe Stunde, steigern Sie jeweils um fünf Pulsschläge. So pirschen Sie sich (als geübter Läufer) an diesen Puls heran. Tun Sie das so lange, bis die jetzt deutlich höhere Geschwindigkeit Sie stört, Ihnen wehtut, Sie die halbe Stunde nicht mit Genuss erleben, Sie ziemlich fertig sind. Wenn Sie an diesem Punkt sind, wissen Sie: der Tag davor! Also fünf Pulsschläge weniger, das dürfte Ihr Grenzpuls, der Puls des Adlers, gewesen sein, an den Sie sich in Zukunft von unten heranpirschen. Überschreiten Sie diesen Puls nie. Werden Sie nie sauer. Nie! Der Körper vergisst nichts. Sie schädigen ihn. Und sind mit 50 ausgebrannt.

GRENZPULSFINDUNG

Tag	Belastungspuls
1.	…………
2.	…………
3.	…………
4.	…………
5.	…………
6.	…………

Mein Grenzpuls ……………………

Essen Sie Leben

"Iss roh, dann wirst du froh. Iss kalt, dann wirst du alt!"

DEUTSCHES SPRICHWORT

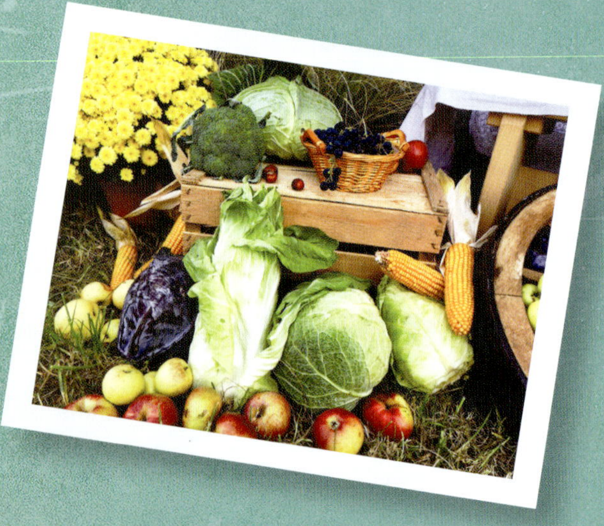

Wenn Sie einen Apfel im Boden vergraben, wächst ein Baum daraus. Das ist Leben. Alles, was die Maschinerie der Lebensmittelindustrie durchlaufen hat, ist tot – vom Kartoffelpüree bis zum Schnaps. Auch im Kochtopf bei 100 °C haucht der Blumenkohl sein Leben aus. Machen Sie Ihre 70 Billionen Körperzellen glücklich: Essen Sie täglich 50 Prozent Leben (es darf auch mehr sein!), Gemüse in seiner rohen Form. Die Basis für Erfolg, Fröhlichkeit und Kreativität: Starten Sie Ihren Tag mit einem Smoothie. Und bauen Sie auch mal Sushi, auch mal Carpaccio, auch mal Tatar, auch mal rohen Fisch in Ihren Speiseplan ein. Intelligentestes Läufer-Eiweiß!

Ceviche à la Peru

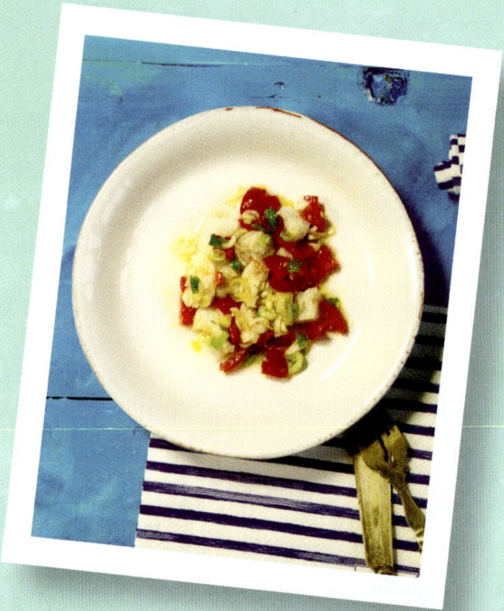

Zutaten für 2 Portionen:

300 g ganz frisches Fischfilet

(in Sushi-Qualität; z.B. Wolfsbarsch, Kabeljau, Zander)

2 Limetten | 2 Tomaten | 1 Stange Staudensellerie

1 Frühlingszwiebel | 1 rote Chilischote

2 TL Weißweinessig | 2 TL Olivenöl

4 Stiele Koriandergrün | Salz | schwarzer Pfeffer

Pro Portion ca. 29 g EW, 10 g KH

1 Das Fischfilet kalt abbrausen, trocken tupfen und etwa 1 cm groß würfeln. Die Limetten auspressen, 5 EL Limettensaft über die Fischstücke gießen und mischen. Mit Folie abgedeckt mindestens 3 Stunden im Kühlschrank marinieren, dabei ab und zu umrühren.

2 Tomaten waschen und in kleine Würfel schneiden. Staudensellerie und Frühlingszwiebel waschen, putzen, weiße und hellgrüne Teile fein würfeln. Die Chilischote waschen, putzen, entkernen und sehr fein würfeln. Gemüse und Chili mit Essig und Olivenöl vermischen. Die Mischung ebenfalls kalt stellen, bis man den Fisch serviert.

3 Vor dem Servieren das Koriandergrün abbrausen, trocken schütteln und die Blätter abzupfen. Den Fisch kurz abtropfen lassen, dann mit dem Gemüse und Koriandergrün vermengen. Mit Salz und Pfeffer abschmecken. Ceviche auf zwei Tellern anrichten. Zubereitung: 15 Minuten, kalt stellen: 3 Stunden

Das Geheimnis der drei Gänge

Sie wollen Körper und Seele besser kennenlernen? Dann spüren Sie mal ins Laufen rein. Mit dem Lauftempo können Sie Ihren Hormonhaushalt beeinflussen. Ein Glücksrezept fürs Leben:

Der Serotonin-Gang: Sie trippeln langsam vor sich hin im Spaziergängertempo. In kurzer Zeit steigt Ihr Serotoninspiegel im Gehirn an – das Glückshormon, das zufrieden stimmt. Körpereigenes Johanniskraut pur.

Der ACTH-Gang: Wenn Sie jetzt ein bisschen Gas geben, merken Sie nach kurzer Zeit, dass sich die Aufmerksamkeit nach innen richtet. Vom blühenden Mohnfeld zu den eigenen Gedanken. Ihr Körper schüttet das Kreativitätshormon ACTH aus. Sie lösen Probleme vom Vortag und planen den neuen Tag im Voraus.

Der Endorphin-Gang: Wenn Sie nun noch schneller laufen, das Gefühl haben, zu schweben, die Gedanken in den Himmel steigen, dann öffnet sich Ihr Kokain-Kästchen. Sie setzen Endorphine frei, körpereigenes Rauschgift. Runner's High.

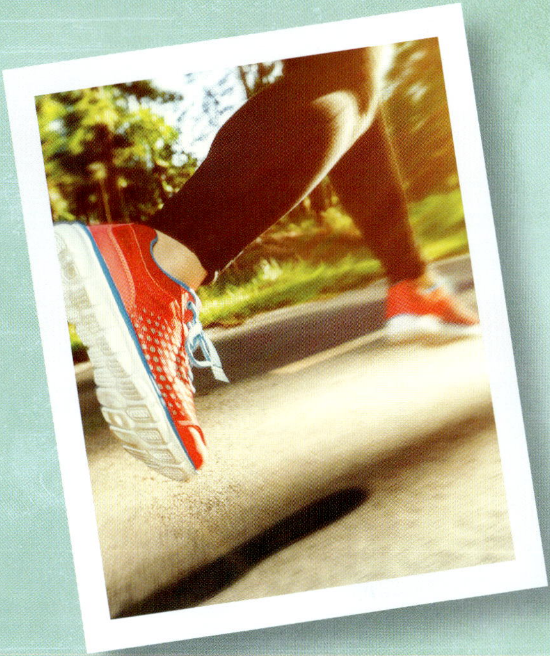

"Mut steht am Anfang des Handelns, Glück am Ende."

DEMOKRIT

Täglich wächst die Energie

Sind Sie schon mehr als vier Wochen laufend unterwegs? Wunderbar. Nun spüren Sie es. Das Leben hat sich verändert. Sie haben sich verändert. Auf der Laufstrecke, am Schreibtisch, im Bett. Die Vitalitätskapazität, das ist die Menge Luft, die die Lunge fasst, liegt bei einem Untrainierten bei mickrigen zweieinhalb bis drei Litern. Ein Läufer hat doppelt so viel: fünf bis sechs Liter. Doppelt so viel Sauerstoff durchflutet jede einzelne der 70 Billionen Körperzellen. Wer sitzt, vergisst. Vergisst, wie wichtig Sauerstoff ist. Zwei Minuten ohne Sauerstoff – und die Gehirnzellen sterben ab. Sauerstoff ist das Benzin für Ihren Lebensmotor. Je mehr Sie tanken, desto mehr Leistung bringen Körper und Geist.

Ihre Lunge kann mehr. Und: Laufen stärkt und vergrößert das Herz – lässt die Lebenspumpe länger schlagen.

Das Läuferherz kann mehr Leistung bringen. Und weil es alle Organe und auch das Gehirn besser mit Blut und Sauerstoff versorgt, sind auch diese leistungsfähiger. In Ruhe läuft das Läuferherz auf Schongang – das garantiert ein längeres Leben. Unter Belastung, egal ob Stress am Schreibtisch oder Freude beim Waldlauf, schlägt es langsamer als das Büroherz, erbringt aber die gleiche Leistung. Auch nach einem Wutanfall oder Marathon erholt es sich viel rascher ... Und falls ein Nachkomme des Säbelzahntigers um die Ecke kommt, springt es auch viel schneller an, garantiert die rasche Flucht. Zudem erhöht Laufen die Zahl der Mitochondrien, der Kraftwerke in jeder einzelnen Zelle. Dadurch gewinnen Sie unendlich viel Energie. So, nun wissen Sie, warum Sie sich so verändert, so unendlich gut fühlen.

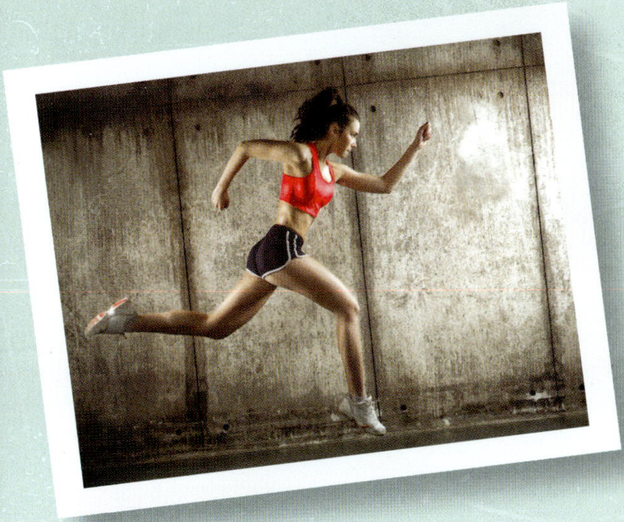

TAGEBUCH

Ich fühle mich anders.
Das ist eine kleine Geschichte wert!

Fußmuskeltraining

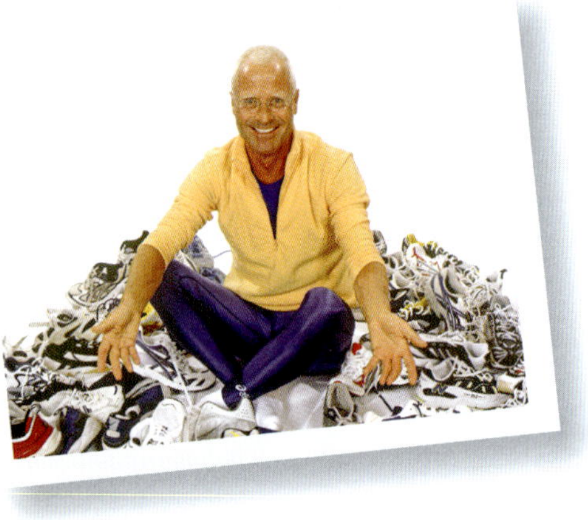

Verletzungen durchs Laufen sind häufig. Sind besonders häufig bei Laufanfängern – natürlich. Aber auch Menschen, die jahrelang Marathon laufen, fangen sich regelmäßig Verletzungen am Muskelapparat genauso wie an Gelenken ein. Eigentlich doch seltsam: Wenn Laufen das Natürlichste der Welt sein soll, dürfte es doch auch keine Verletzungen geben, oder? Nachdenken. Das haben viele kluge Sportler und Orthopäden schon getan – und einen Hauptgrund für Verletzungen herausgearbeitet: zu schwache Fußmuskeln.
Also nicht Waden- oder Oberschenkelmuskeln, nicht „schwache Knorpelstrukturen", sondern die Fußmuskulatur sei in

der Regel nicht so ausgebildet, wie sie das bei jedem laufenden Tier ist. Damit leidet die Bewegungskontrolle, man drückt nicht richtig ab, man läuft leicht schief, gewöhnt sich Schonhaltung an und so weiter.

Laufen ohne Verletzung wäre eine Selbstverständlichkeit, wenn Ihre Fußmuskeln genauso trainiert wären wie die übrige Muskulatur. Sind sie aber nicht. Waren sie nie. Denn Sie haben jegliches Fußmuskeltraining Ihr ganzes Leben lang höchst erfolgreich unterbunden. Mit toten Tierhäuten. Mit Schuhen. Die jegliche natürliche Bewegung einfrieren. Tja. Was tun? Back to the roots.

Laufen Sie barfuß. Studien zeigen, Barfußläufer haben seltener Beschwerden in den unteren Extremitäten. Mögen Sie nicht? Dann funktioniert's vielleicht nach dem Motto des weltweit größten Sportschuhherstellers Nike: „Run natural!" Und: „Wenn nicht barfuß, dann so barfuß wie möglich."

"Der Schuh ist eine Fußverkümmerungsmaschine."

SEBASTIAN KNEIPP

Glücksgefühle eines Barfußläufers

Und? Schon barfuß gelaufen? Probieren Sie es ruhig mal aus. Nach seinem ersten Barfußlauf beschrieb mein Schwager Thomas Schmidtkonz seine Glücksgefühle:

„Schon auf den ersten Metern schoss ich hoch: Das macht Freude, so ein Barfußlauf. So viel, dass ich eine gute halbe Stunde barfuß laufend auf teilweise problematischem Untergrund durchgehalten habe. Für meinen ersten Barfußlauf fuhren wir zu einem nahe gelegenen Wald, und schon beim Aussteigen aus dem Auto spüre ich jedes Steinchen unter meinen Füßen. Stirnfalten. Wie fühlt sich das erst beim Laufen an? Doch auf dem Schotterweg polstert gefallenes Laub den Untergrund auf der Seite. Und meine Füße sagen mir: Oh, ist das schön, mal nicht in engen Latschen eingesperrt zu sein. Berührungsreize verwandeln sich in Glücksgefühle und fluten von den Füßen aufwärts hoch zum Kopf. Und so geht es weiter: Auch der Matsch unter meinen Füßen fühlt sich toll an. So mutiert man als erwachsener Mann zum spielenden Kind. So fühlt sich Leben an. Lediglich über eine kurze Wegstrecke über spitze Schottersteine hole ich meine Sandalen aus dem Rucksack. Danach geht's gleich barfuß in den Bach. Die Kühle des Wassers und der sandige Untergrund laden zum Sprinten ein. Das Wasser spritzt, und meine Mitläuferinnen springen kreischend zur Seite. Wow, Uli, das macht echt unglaublich viel Spaß!" Und? Haben Sie die Schuhe schon aus?

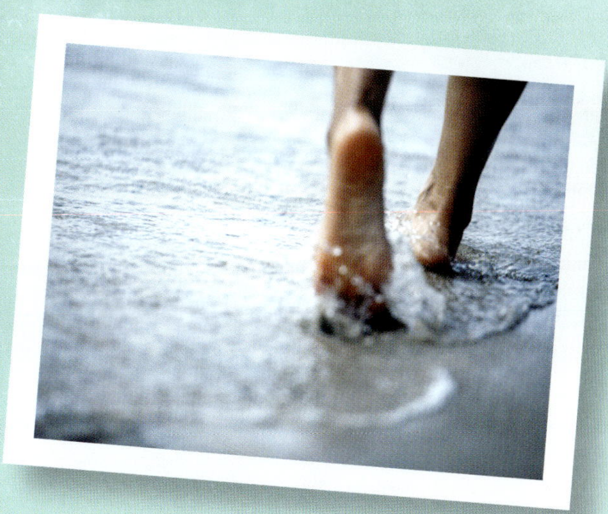

Die Kraft des Kontrastierens

Es gibt Menschen, ganz wenige, die sind beinahe immun gegen das Lauf-Virus. Die brauchen ein bisschen länger als vier Wochen, bis das Laufen so nötig wie die Luft zum Atmen ist. Bei denen taucht tatsächlich immer mal wieder die Unlust auf. Psychologen empfehlen dann die Kraft des Kontrastrierens! Probieren Sie es ruhig selbst aus: Schreiben Sie in der linken Spalte der Tabelle alle Argumente auf, die Sie vom Laufen abhalten könnten, und setzen Sie diesen rechts je ein positives Gegenargument entgegen. Taucht eine Unlust auf, dann diese Seite hier aufschlagen, Gegenargument holen. Hier könnte stehen: „Es regnet.“ – „Die Luft ist zauberhaft rein, meine Ausrüstung wetterfest.“ Oder: „Ich habe einen Kater.“ – „Laufen macht das Hirn frei, raubt Kopfweh.“

Das sagt die Unlust

Das sagt das Lauf-Virus

Apfel statt Gänseleber

1981 hatte ich die Feinschmeckerei entdeckt und bin mit dem Fressführer unter dem Arm durch Europa gerast. Zum Beispiel an einem Tag an den Gardasee, nach Gargnano zu Dani, nur um dort zu essen und abends wieder nach Hause zu fahren. Der Herausgeber des Gault&Millau hat einmal gesagt: „Es gibt in Europa niemanden, der sich mit Gänsestopfleber und Sauternes so gut auskennt wie Dr. Ulrich Strunz.“ Das habe ich genossen. Doch mit dem Laufen wuchs der Appetit auf einen Apfel. Und plötzlich hatte ich in den Apfel beißend die gleichen Lustgefühle wie vorher bei der Gänsestopfleber. Das hat mich sehr erstaunt. Bis mir Dr. Konopka dieses Phänomen der somatischen Intelligenz erklärte. Der Körper sagt: „Ich habe Lust auf einen Apfel.“ Oder er sagt, nachdem ich einen zarten Fisch mit Zitronensauce, eine Salatschüssel mit buntem Gemüse, Früchten, Nüssen gegessen haben: „Danke, das war's, das hat mir gutgetan.“ Also, mein Körper wachte auf: Der Genuss blieb gleich, nur das Objekt veränderte sich, hin zum Gesunden. Laufen weckt die körperliche Intelligenz. Man macht sich keine Gedanken mehr über das Essen, sondern isst einfach richtig. Eine wundervolle Art, den eigenen Körper zu entdecken. So vier bis acht Wochen nachdem man mit dem Laufen begonnen hat ...

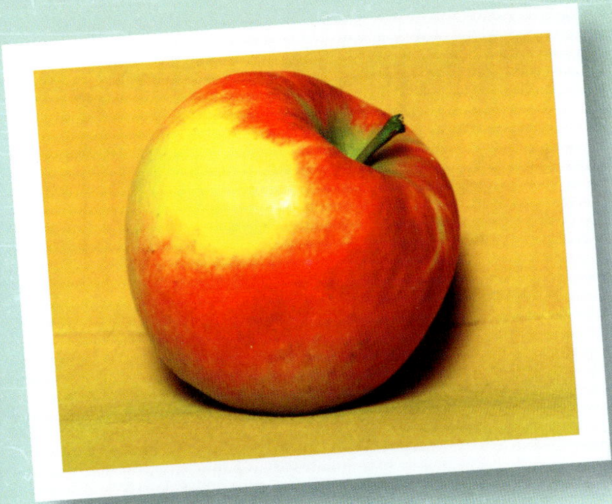

„Nicht alles, was Genuss bereitet, ist auch wohltuend, aber alles, was wohltuend ist, bereitet auch Genuss."

PYTHAGORAS

Berglaufen lohnt

Natürlich ist es mühsam, einen Berg hinaufzulaufen. Natürlich schrecken Sie davor zurück. Aber denken Sie bitte kurz mit: Ihre Muskeln werden beim Berglaufen stärker angespannt, besser „auf Kraft trainiert". Die Folge: Beim Laufen in der Ebene federn Sie plötzlich. Ihr Kreislauf, Ihre Lunge werden beim Berglaufen zwangsläufig auf Voll-Last trainiert. Ergebnis: In der Ebene fällt Ihnen das Laufen auf einmal leichter. Bergauflaufen schont Gelenke und Muskeln. Die Aufprallkräfte bei jedem Schritt sind weit geringer als beim Laufen auf der Ebene. Deshalb erholt sich auch die Muskulatur nach einem anstrengenden Berglauf schneller als nach einem Lauf im flachen Gelände.

Technik beim Berglauf:

- Je steiler der Anstieg, desto mehr verlagern Sie den Abdruck auf die Fußballen.

- Verkürzen Sie die Schrittlänge bei zunehmender Steigung.
- Der Laufschritt passt sich außerdem auch dem Gelände an. Auf befestigten Wegen ist der Schrittrhythmus gleichmäßig, in unebenen Abschnitten variiert die Schrittlänge, um Hindernissen auf dem Weg auszuweichen.
- Neigen Sie Ihren Oberkörper bei einer Steigung nach vorne, damit der Körperschwerpunkt weiter vorne liegt.
- Verstärken Sie den Armeinsatz. So unterstützen Sie Ihre Beine beim Steigen.

Taktik beim Wettkampf am Berg:

- Die größten Gegner beim Berglauf sind nicht die Mitläufer, sondern der Berg selbst. Lassen Sie sich nicht von anderen Läufern irritieren, sondern finden Sie Ihren ganz eigenen Laufrhythmus ... angepasst an die Steigung.
- Gehen Sie vorsichtig in die Steigung, und laufen Sie auf den ersten Metern langsamer, als Sie eigentlich können. Viel langsamer, als Sie können!
- Gehen oder laufen? Wer schon Berg(l)auf-Erfahrung hat, kennt die Situation: Der Berg ist so steil, das Tempo so niedrig, dass sich die Frage stellt, weitertrippeln oder gleich gehen? Es gibt kein Patentrezept, kein Richtig oder Falsch. Die Entscheidung, ob einer nun geht oder weiterläuft, hat offensichtlich eher damit zu tun, dass viele den Wechsel zum Gehen als Niederlage empfinden. Darum mein Rat: Trippeln Sie.

Immer mal wieder sprinten

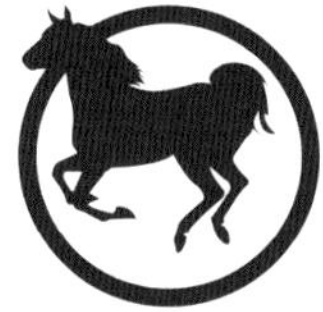

Studien zeigen: Gelegentliche Intensitätsspitzen bringen Feuer in die Fettverbrennung. Darum bauen Sie immer mal wieder ein kleines Sprintintervall in Ihren Lauf ein. Man spickte zum Beispiel in einer Studie ein Aerobic-Programm mit mehreren 90-Sekunden-Intervallen, in denen die Herzfrequenz auf bis zu 95 Prozent der maximalen Belastung stieg. Das Ergebnis: Der Fettabbau war dreieinhalbmal höher als bei den Probanden, die sich gemütlich im Fettverbrennungsbereich bewegten. Nennt sich HIIT.

Was das Laufen betrifft, kann das folgendermaßen aussehen: Sie laufen an Ihrer Belastungsgrenze. Acht bis 15 Sekunden im „Alles-was-geht"-Modus reichen absolut aus. Am Anfang.

Wer trainiert ist, mehr will, der steigert. Erst auf 20, dann auf 30 bis zu 60 Sekunden pro Intervall. Anschließend erholen Sie sich im Aktivmodus. Nämlich bei gemächlichem Tempo für etwa die drei- bis vierfache Zeitdauer der Belastungsphase. Und wenn Sie das Gefühl haben, Sie brauchen eine längere Pause, dann gönnen Sie sich die Zeit!

In der Praxis sieht das so aus: fünf Minuten einlaufen. Dann 15 bis 20 Sekunden sprinten. Locker laufen: drei Minuten. Und das machen Sie fünf- bis achtmal hintereinander. Trainieren Sie HIIT nur dreimal die Woche. Dazwischen immer mindestens einen Tag leicht, locker, lächelnd laufen.

Fühlen Sie immer wieder in Ihren Körper: Will er mehr? Dann dürfen Sie Sprintzeit und Häufigkeit der Intervalle steigern. Ist es Ihnen zu viel? Dann Dampf rausnehmen!

„Auf dem Weg durchs Leben kann man den Wind nicht immer im Rücken haben."

IRISCHES SPRICHWORT

Eiweiß-Power für Sieger

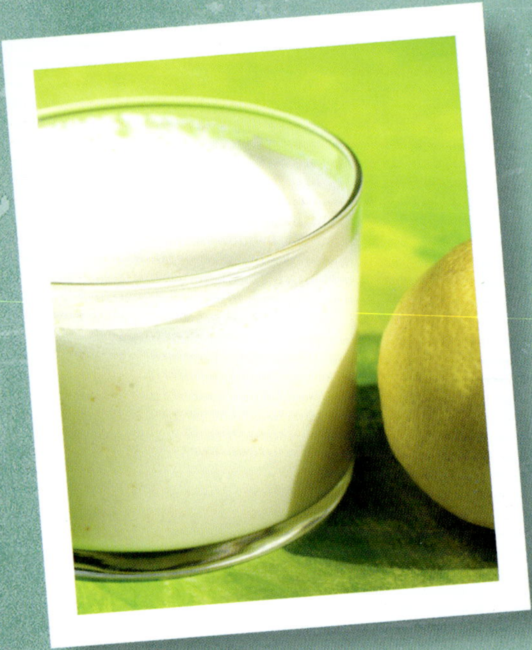

Eiweiß ist der Stoff, aus dem Leben, Laune und Leistung sind. Denn der Körper besteht zum größten Teil aus Eiweiß: Knochen, Gelenke und Muskeln, Enzyme und Hormone, Immunsystem und Blut. Er besteht hoffentlich nicht hauptsächlich aus Fett. Und er besteht sicherlich nicht aus Kohlenhydraten. Gewinner sind die Menschen mit hohem Eiweißspiegel im Blut (8 g/dl). Essen Sie alle vier Stunden eine Portion Eiweiß – ohne Fett. Und fühlen Sie, wie Ihnen Flügel wachsen. Denn dann dringen die kleinen Bausteine (Aminosäuren) schnell ins Blut, verwandeln sich in gute Laune, Dynamik und Kreativität. Wertvolle Quellen: Fisch, Geflügel, Weiderind, Wild, Eier, Milchprodukte und Hülsenfrüchte. Keine Zeit zum Kochen? Dann mixen Sie sich einen cremigen Eiweißdrink mit einem guten Eiweißkonzentrat – und essen Sie Gemüse dazu.

High-Protein-Riegel

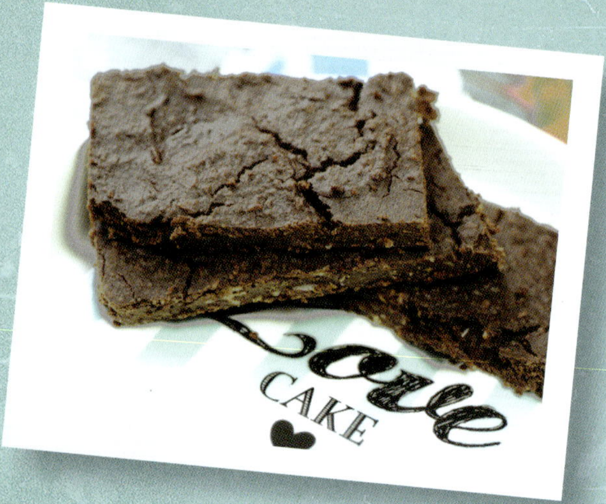

Dieser feine Raw-Food-Energieriegel schenkt sofort Energie, liefert hochwertiges Eiweiß, lebenswichtige Fette und jede Menge Vitalstoffe.

Zutaten für 12 Stück:

60 g feines Lupinenschrot (Reformhaus) | 20 g gehackte Mandeln | 30 g Mandelmus | 3 EL ungesüßter Mandeldrink 2 EL Eiweißpulver | 1 EL Kakaopulver | 1 Eiweiß (von 1 Ei) 20 g Kokosmehl | 2 EL Kokosblütenzucker | Wasser

Pro Stück ca. 5 g EW, 3 g KH

1 Das Lupinenschrot mit 125 ml heißem Wasser übergießen und 5 Minuten quellen lassen.

2 Den Backofen auf 160° C vorheizen. Das Lupinenschrot in eine Schüssel geben und mit Mandeln und Mandelmus mit einer Gabel gut vermengen. Mandeldrink, Eiweiß- und Kakaopulver, Eiweiß, Kokosmehl und Kokosblütenzucker hinzufügen, mit den Schneebesen des Handmixers verrühren.

3 Ein Blech mit Backpapier auslegen. Den Teig darauf verteilen und mit einem Spatel etwa 1 cm hoch zu einem Rechteck von etwa 12 x 20 cm verstreichen. Im heißen Ofen (Mitte) 20–25 Minuten goldbraun backen. Etwas abkühlen lassen, dann in 12 gleich große Riegel schneiden. Auf dem Blech vollständig abkühlen lassen. Luftdicht lagern.

Zubereitung: 30 Minuten

Vom inneren Wachstum

Zum Reifen der menschlichen Seele, zum Entwicklungsprozess, zum langsamen Über-sich-selbst-Hinauswachsen gibt es viele Tipps und Ratschläge. Viele dieser Lehren nennen das Ziel „Mensch-Werdung".

Der Weg dorthin, das Angebot hat mich nie begeistert. In der Regel geht es dabei um geistige Techniken wie Meditation, aber auch um Fasten, völliges Abgeschlossensein und so weiter. Das Schlimmste: Das Ganze würde sehr lange, jahrelang dauern. Die Zeit hatte ich nicht, wie ich glaubte. Ich musste leben. Mir mein Geld verdienen. Studieren. Eintritt in ein Kloster kam in meiner Lebenswirklichkeit nicht vor.

Ein glücklicher Zufall hat mir im 45. Lebensjahr eine gänzlich andere Lösung aufgezeigt. Innerliches Wachstum ist auf einem Umweg – wie bezeichnend! – sehr viel schneller erreichbar. Der Umweg heißt: LAUFEN.

Heißt übersetzt: Das Leben ernst nehmen. Es so sehen und so praktizieren, wie es gedacht war. Leben nämlich ist Bewegung. Für jeden sofort einsehbar an der Gestaltung des menschlichen Körpers: Der besteht aus Muskeln. Geronnene Bewegung.

Okay, man beginnt zu laufen. Und? Passiert dann gleich das Wunder? Leider: Nein. Laufen ist keine Knopfdruck-Heilung. Es ist vielmehr ein Lebenszustand. Ein Dauerprozess. Hebt den ganzen Menschen auf eine neue Ebene. Dauerhaft. Laufen verändert nämlich die Körpermoleküle. Allein schon durch zehnfach höhere Sauerstoffversorgung. Verändert die Körperstruktur: mehr Blutgefäße, mehr Muskeln, weniger Fett. Verändert messbar die Anzahl fröhlich stimmender Glückshormone. Mit dem winzig kleinen Nachteil: So eine dramatische Änderung, solch ein neues Lebensgefühl braucht eine gewisse Zeit. Es ist eine Metamorphose. Eine allmähliche Verwandlung. Tritt nicht heute ein, nicht sofort. Aber tritt ein. Sie bleibt nicht bei Konzepten, Prinzipien oder Visionen hängen. Laufen ist Frohmedizin. Und Frohmedizin ist real.

TAGEBUCH

"Eine winzige Veränderung heute bringt ein dramatisch verändertes Morgen."

RICHARD BACH

Geht es nur um Muskelmasse und Knochenfestigkeit oder darum, dem Perfektionismus davonzulaufen? Oder suchen Sie nach innerer Ruhe, mehr Freude an den kleinen Dingen des Lebens ...? Aufschreiben!

....

....

....

....

....

....

Licht schmeckt süß

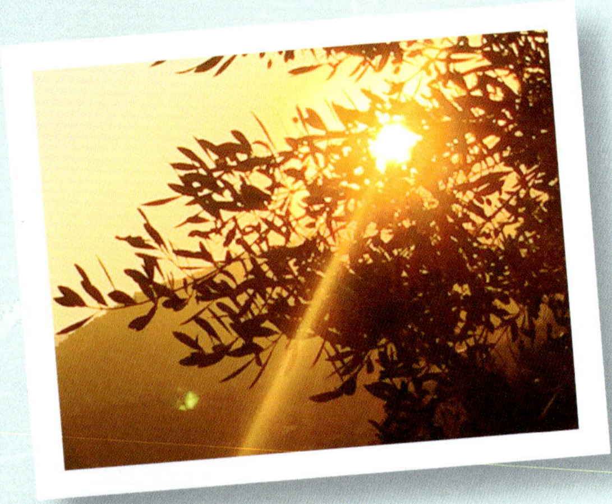

Der somatisch aufgewachte Läufer isst genetisch korrekt. Nennt sich neudeutsch „paleo“. Heißt: Mageres Fleisch von wilden oder weidenden Tieren. Frei von antibiotika- und hormongetränktem Mastfett. Sprich: Fleisch mit wenig gesättigten Fettsäuren und vielen langkettigen Omega-3s. Getreide gab's in der Steinzeit nicht. Aber Wildgräser, die heute in der Paleo-Küche die Nudel ersetzen: Quinoa oder Amarant. Von Antioxidantien, Ballaststoffen, Vitaminen und Phytaminen nahm der Mensch in der Steinzeit mehr auf als wir heute. Gesundes Essen und viel Bewegung schützten ihn vor Übergewicht, Krebs, Herz-Kreislauf-Erkrankungen, Depressionen und Alzheimer. Und das Wichtigste: Es gab kein Mehl, keinen raffinierten Zucker, nur ganz selten etwas Honig. Kohlenhydrate lieferten ausschließlich wilde Früchte und Gemüse. Deshalb aß der Mensch zu der Zeit kaum Kohlenhydrate. So steht das in unseren Genen. Kaum Kohlenhydrate. Sonst wirst du dick, wirst du krank. Aber: Zucker und Weißmehl begleiten uns heute den ganzen Tag – sie machen pseudoglücklich. Sie kurbeln im Gehirn die Produktion von Serotonin an. Und dieses Pseudoglück macht süchtig. Wir essen noch mehr von den Industrie-Kohlenhydraten. Läufer brauchen das Pseudoglück nicht. Deshalb: Laufen Sie. Am besten draußen. Denn auch Licht erhöht den Serotonin-Spiegel, macht glücklich, ohne Zucker, ohne Fettleber, ohne Diabetes, ohne Herzinfarkt.

"Die Sonne ist die Universalarznei aus der Himmelsapotheke."

AUGUST VON KOTZEBUE

Fort-Schritt

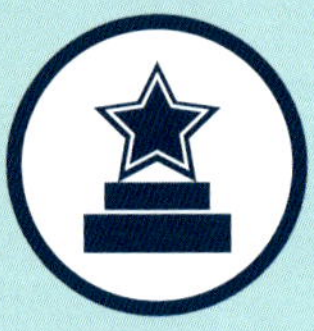

Sie sind besser geworden. Oft haben Sie nur zu wenig Vertrauen zu sich und ihrem Lebenserfolg. Sind nicht stolz genug: Sie laufen. Sie laufen täglich. Und anfangs haben Sie rasch Fett verbrannt. Sind leichter geworden und glücklich. Jetzt aber nicht mehr. Sie laufen weiter und ... es tut sich nichts. Auf der Waage. Sie fallen vom Glauben ab.

Sie sind besser geworden! Das ist die einfachste Erklärung. Sie könnten, ja Sie müssten sich jetzt mehr zutrauen. Müssten schneller rennen, müssten den Puls weiter nach oben treiben. Ihr Herz würde es – jetzt ! – vertragen. Doch Sie laufen noch im alten Trott, beim alten Puls, beim Anfängerpuls weiter. Verstanden?

Wenn das Gewicht stagniert ... laufen Sie schneller und – Sie laufen erneut ins Glück.

Ich höre und schreibe

Vergessen Sie nie, auf Ihren Körper zu hören. Jeden Tag aufs Neue. Was hat er heute erzählt, was sollten Sie verändern?

Per Hantel ins Glück

In den Genen steht das Glücksprogramm. Dort steht: „Laufe. Laufe täglich. Du schaffst sogar 40 Kilometer." Das war das tägliche Laufpensum unserer jagenden Ahnen. Wer läuft, gewinnt 80 Prozent mehr Lebensenergie, Lebensfreude, Lebenskraft.

Wer mehr will – 100 Prozent –, sollte einen zweiten Blick in seine Gene riskieren. Dort steht: „Brat dem Mammut eine über. Hüpf zu deiner Frucht hoch. Zieh die Wurzel raus." Also: Tu etwas für deine Muskeln. Wie beim Laufen gilt auch für das Muskeltraining: Hart bringt mehr.

Investieren Sie zweimal in der Woche eine halbe Stunde in ein gutes Muskelaufbauprogramm. Mit HIIT-Trainingseinheiten. Die Muskeln fordernd, ernten Sie: Lebensenergie, Glücksbotenstoffe, Powerhormone. Wecken Sie Ihre Muskeln auf – und Sie gewinnen Jahre. In denen Sie weiterlaufen können. Welch ein Glück!

Zum Glück gibt's die 10 beliebtesten Fitness-Hashtags

#fitness
#gym
#fit
#workout
#fitfam
#bodybuilding
#training
#yoga
#fitspo
#running

Schmutz macht glücklich

Wer im Dreck wühlt, fühlt sich besser. Kinder wissen das sowieso. Und die Wissenschaft jetzt auch. Die Unis Bristol und London haben eine Erklärung gefunden: Bestimmte Bodenbakterien (Mycobacterium vaccae) regen die Ausschüttung des Glückshormons Serotonin an.

Wieder einmal: Bitte lesen Sie nicht nur, schmunzeln Sie nicht nur, sondern ... handeln Sie!

Wie Sie zu diesen Bakterien kommen? Ich erzähle Ihnen doch seit Jahrzehnten, dass ich täglich beim Laufen aus dem Kanal trinke. Eine üble Schmutzbrühe. Dass ich, wann immer möglich, beim Laufen im Wald aus Pfützen auf dem Weg trinke. Sie gucken mich immer ungläubig an ...

Kapiert? Verstanden, was mein Körper da tut? Drum scheine ich ein bisschen mehr und öfter zu lächeln als die meisten meiner Mitmenschen.

Angenehmer Nebeneffekt: In Mexiko esse ich Obst ungewaschen. In Ägypten trinke ich aus dem Nil ... und mein Darm bleibt putzmunter und gesund. Das nennt man ein kompetentes Immunsystem. Drum: Essen Sie Schmutz! Täglich ein bisschen. Glück.

PS: Prompt schreibt mir ein offenbar unglücklicher Läufer, er hätte sofort in einer Pfütze seinen Durst gelöscht. Und massiven Durchfall bekommen.

Liebe Freunde! Würden Sie, wenn Sie als Normalmensch beschließen, Marathonläufer zu werden, gleich am ersten Tag einen ganzen Marathon laufen? Würden Sie das? Also bitte: Wenn Sie mit diesem modernen Impfprinzip, der Pfütze, beginnen, dann beginnen Sie doch mit ein paar Tropfen.

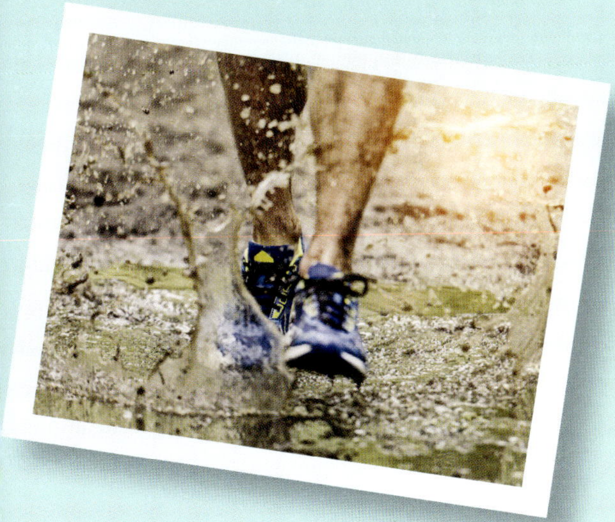

Zucker macht Sieger?

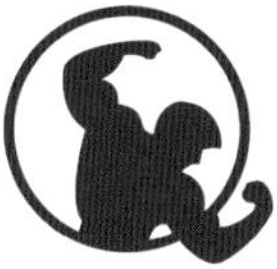

Das letzte bisschen Zucker entscheidet über Sieg oder Niederlage. Wer im Marathon auf den letzten Kilometern noch richtig sprinten kann ... gewinnt. Das können Sie auf jede Ausdauersportart übertragen.
Und wer kann noch sprinten? Wer den nötigen Zucker übrig hat. In der Muskulatur. Nennt sich Glykogenspeicher. Nun liest man überall von den Kohlenhydrat-Athleten und denen, die Kohlenhydrate meiden. Den Keto-Athleten. Die keinen Zucker, keine Pastapartys machen. Einen kleineren Zuckervorrat gespeichert haben. Nun: Wer gewinnt? Ich hab mich nicht um diese Theorien gekümmert. Ich hab´s einfach gemacht. Ich bin in Neuseeland die letzten Kilometer im gefühlten Hundertmetertempo gesprintet. Unvergesslich. Ich bin in Japan die letzten zehn Kilometer in 38 Minuten gerannt. Kann ich eigentlich gar nicht. Völlig unmöglich. Tja, ich bin in Kanada die letzten Kilometer gesprintet wie ein Wirbelwind. Habe zwölf Athleten überholt und abgeklatscht. Und habe gewonnen, genau wie in Japan. Wie man das kann?

Weil der Glykogenspeicher auch der Keto-Athleten genauso groß ist wie der mit Kohlenhydraten gemästete. Neu. Völlig neu. Widerspricht allem, was wir bisher geglaubt haben.
In Wahrheit haben wir uns das gemacht. Diesen Trick mit dem „mehr Zucker für den Endspurt". Und wie? Meine Güte: Nach zehn Stunden auf der Piste sind die Kohlenhydratvorräte in der Muskulatur bei jedem erschöpft. Ob die nun vorher Kohlenhydrate gebunkert oder ob die in der Ketose trainiert haben. Leer ist leer. Der Unterschied nur: Wenn Sie jetzt Powergel zu sich nehmen (das tun beide Sorten Sportler), dann wird der Keto-adaptierte Sportler (das war ich) immer noch einen größeren Anteil der Energie aus den Fettvorräten, einen kleineren aus dem Powergel tanken. Also hatte ich im Endeffekt auf den letzten ach so wichtigen Kilometern ein bis zwei Powergel Vorsprung. Und damit bin ich ins Ziel gesprintet.
So einfach war das.

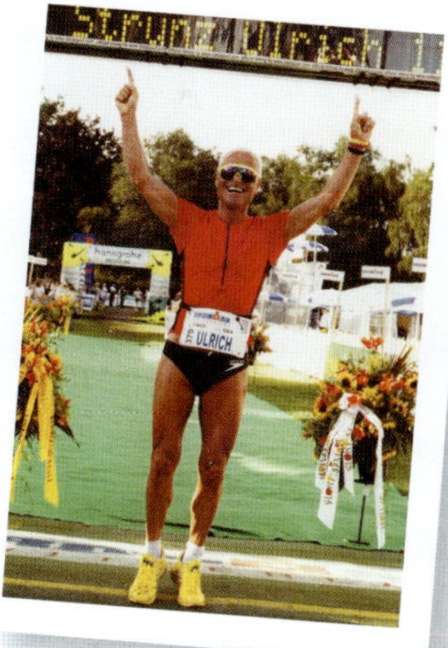

Für mich ist jeder Tag Hawaii

Beim Laufen packe ich mich gern etwas wärmer ein. Und ich sage mir: „Für mich ist jeder Tag Hawaii." Ich will schwitzen, Wasser durch meinen Körper laufen lassen. Herrlich erfrischendes Wasser. Pures Wasser. Freilich nix drin. Läufer trinken täglich wenigstens drei Liter … und schwitzen es wieder aus. Schwitzen auch Sie beim Laufen. Reinigen Sie die Poren, schwitzen Sie die Flüssigkeit heraus. Erzeugen Sie einen Wasserbedarf, damit Sie noch mehr trinken können. Denn jeder Schluck, den Sie mehr trinken, entschlackt Sie, spült Harnsäure und Gifte aus. Gut zu wissen: Wenn die Muskelzelle nur fünf Prozent weniger Flüssigkeit erhält, funktioniert sie schlechter. Wer läuft, sollte alle 30 Minuten etwas trinken.

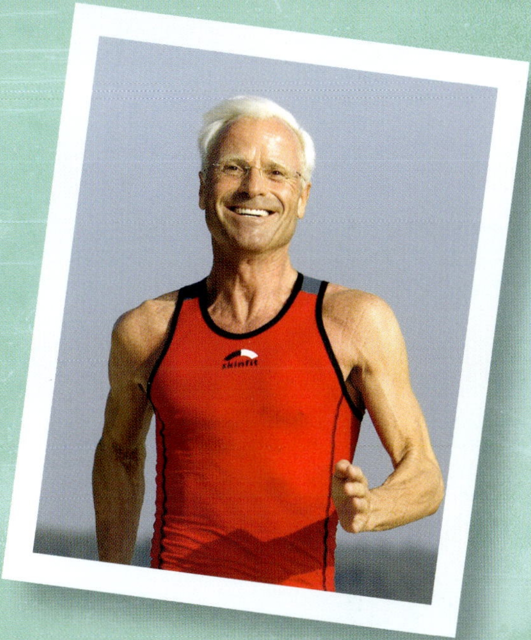

„Genie ist ein Prozent Inspiration und 99 Prozent Transpiration."

THOMAS EDISON

Faszien – 1,2,3 auf die Rolle

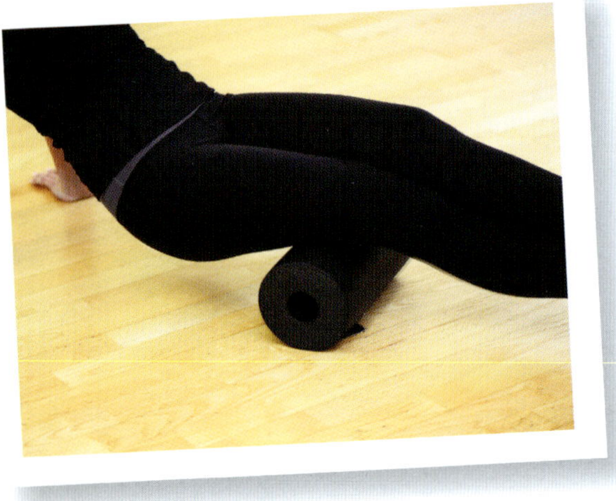

Faszien verpacken nicht nur unsere Muskeln, sie verbinden Organe, Sehnen, Knochen, Gelenkkapseln ... zu einem großen Netzwerk. Unser Bindgewebe ist Informationsnetz und Formgeber des Körpers, hält uns jung und gesund. Wer die Faszien nicht pflegt, sorgt für Verfilzung. Also: Drum kümmern, Verklebungen lösen, schmerzfrei und beschwingt durchs Leben laufen. Das meine ich wörtlich so.

Faszienübungen für Läufer: Mit der Faszienrolle verhärtete, empfindliche Stellen aufspüren, dort mit der Rolle für mindestens 30 Sekunden verweilen, weiter auf- und abrollen. Seite wechseln.

IT(Iliotibiales)-Band: In Seitenlage den Körper auf den Ellbogen stützen, die Rolle befindet sich etwas unterhalb der Hüfte. Das obere Bein vor dem unteren abstellen. Langsam von der Hüfte abwärts Richtung Knie rollen.

Piriformis: Auf die Rolle setzen, den rechten Fuß auf dem linken Knie abstellen. Mit einer Hand auf dem Boden abstützen, das Gewicht auf die linke Pobacke verlagern und langsam mit dem Po über die Rolle hin- und herrollen. Anschließend Seitenwechsel.

Hamstrings: Die Rolle unterhalb vom Po platzieren. Mit beiden Händen hinter dem Körper abstützen. Vom Po abwärts zum Knie rollen und wieder zurück.

Adduktoren: In der Bauchlage ein Bein angewinkelt über die Rolle legen, sodass sie vom Körper weg und wieder zurückrollen kann. Oberschenkelinnenseite damit ausrollen.

Quadrizeps: In der Bauchlage die Rolle unter den Oberschenkelvorderseiten platzieren, auf den Unterarmen abstützen. Nun auf der Rolle von den Hüften aus in Richtung Knie rollen – und wieder zurück.

Erst messen, dann fliegen

Das Wohlgefühl beim Laufen vermissen Sie? Fühlen sich belästigt durch schwere Beine? Kommen nur frustrierend langsam vom Fleck? Dann sind Sie in bester Gesellschaft. Solche Klagen lesen Sie überall in Läufer-Foren. Nicht nur Anfänger, sondern auch geübte Läufer berichten davon, dass plötzlich alles nachlässt. Sie sich nur noch schlapp über die Piste schleppen können. Von einem Tag auf den anderen. Der Ausweg? Ein Prinzip, das für so vieles gilt: Gib dem Körper, was er braucht, und er wird dich nicht enttäuschen. Das war´s auch schon. Die übliche Schwierigkeit:

• Jeder Körper braucht etwas anderes. Es gibt leider kein Patentrezept.

• Sie müssen´s erst herausfinden. Sie müssen also messen.

Ich hab Ihre Schwierigkeit beim Wort „messen“ nie verstanden. In jeder Stadt gibt es Laborärzte. Das sind Dienstleister. Da geben Sie morgens einen Tropfen Blut ab – und bekommen abends das gewünschte Ergebnis. Einfacher geht es nun wirklich nicht.

Doping erlaubt!

Nur um Ihnen zu zeigen, dass dieses Prinzip wirksam ist, dass es klappt, darf ich einen deutschen Facharzt zitieren, der erst gemessen, dann aufgefüllt hat: „Meine frustrierende Zehn-Kilometer-Zeit von 58:30 Minuten hat sich – nur durch Arginin und Magnesium, ohne verändertes Training! – auf 48 Minuten verbessert! Das finde ich bereits sensationell, von dem völlig neuen Wohlbefinden beim Laufen, ohne schwere Beine, ganz abgesehen."

Also ein schlichtes und wirkungsvolles Prinzip: Gib dem Körper, was er braucht, und er wird dich nicht enttäuschen. Hier war es eben Arginin und Magnesium. Führt zu einem „völlig neuen Wohlbefinden". Heißt übersetzt: Der Körper funktioniert … wieder! Und man hat nur an ein paar Stellschrauben gedreht. Welche Stellschraube könnte das bei Ihnen sein? Methionin, Eisen, Vitamin D, Selen?

Dieses Bild finde ich sehr beruhigend. Heißt nämlich: Jeder hat die Lösung selbst in der Hand. Unglaublich, wie angenehm Medizin sein kann, nicht wahr?

Das Läufer-Soulfood

Suppe ist das ideale Läufer-Food. In der Thermosflasche to-go-tauglich, leicht und voller Mineralien.

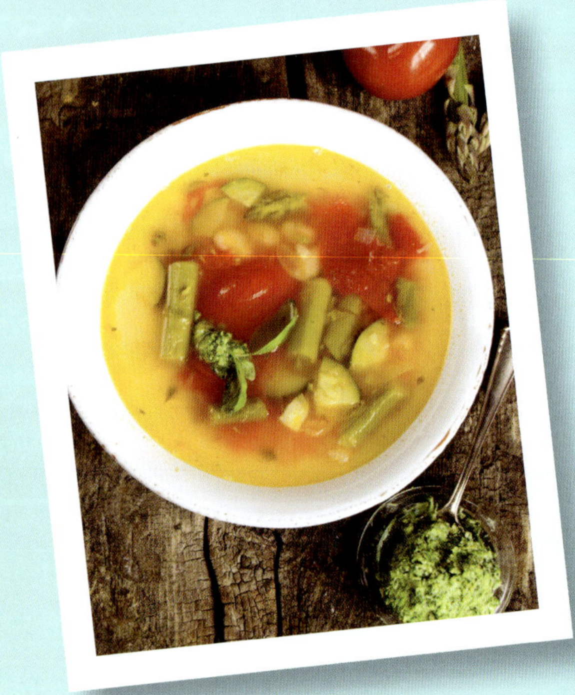

Minestrone mit Pesto

Für 1 Person

1 kleine Zwiebel |100 g Kohlrabi | 1 Stange Staudensellerie

1 kleiner Zucchino | 2 Tomaten | 1 EL Olivenöl

½ l Instant-Gemüsebrühe | 2 Lorbeerblätter

1 Rosmarinzweig | 1 TL Pesto rosso aus dem Glas | Salz, Pfeffer | 1 TL geriebener Parmesan

Pro Stück circa 5 g EW, 3 g KH

1 Zwiebel abziehen und fein hacken. Kohlrabi und Sellerie waschen, putzen, bei Bedarf schälen und klein würfeln. Zucchino waschen, putzen, längs vierteln und in dünne Scheiben schneiden. Tomaten waschen, halbieren, vom Stielansatz befreien und klein würfeln.

2 Das Olivenöl in einem hohen Topf erhitzen. Das Gemüse darin bei mittlerer Hitze ca. 5 Minuten anbraten. Die Gemüsebrühe angießen, Kräuter zufügen und die Suppe zugedeckt ca. 15 Minuten köcheln lassen. Pesto unterrühren, mit Salz und Pfeffer abschmecken. Mit Parmsean bestreut servieren.

Zubereitung: 30 Minuten

Ziel 3: Lerne laufend zu meditieren

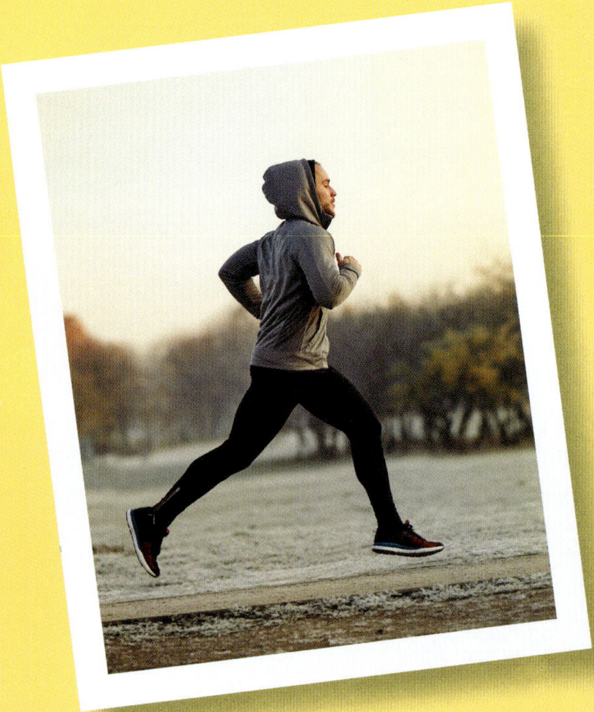

Nun sind Sie Ihrem Körper näher. Spüren, was somatische Intelligenz ist. Haben den Vorfuß erkundet. Kennen Ihren Grenzpuls. Nun ist Zeit fürs Nichts. Fürs Unterbewusstsein. Für Wünsche. Fürs Universum. Für Flow. Lernen Sie erst, Lösungen zu erlaufen. Und dann meditatives Laufen.

"Meditation ist ein Fortbewegungsmittel."

Almut Adler

TAGEBUCH

Mein Meditationslauf

Probieren Sie die Iamon-Technik täglich während des Laufens ein, zwei, drei Minuten aus. Notieren Sie, was Ihnen durch den Kopf geht ...

1. ....
2. ....
3. ....
4. ....
5. ....
6. ....
7. ....
8. ....
9. ....
10. ....

11.

12.

13.

14.

15.

16.

17.

18.

19.

20.

21.

22.

23.

24.

25.

26.

27.

28.

Lösung: Laufen

Probleme stellen sich uns jeden Tag. Na und? Das ist das Leben. Haben wir auch längst akzeptiert. Wenn da nur nicht immer die beneidenswert fixen, cleveren Menschen um uns herum wären, die ihre Probleme ganz offensichtlich blitzschnell, lächelnd und souverän lösen würden.
Nicht so wie wir: Nägel kauend, zögernd und oft innerlich verzagend.
Frage: Was machen die anders? Die souveränen Problemlöser? Ich glaube Folgendes: Der frühe Mensch ist nicht so erfolgreich bei der Besiedlung der Welt gewesen, OBWOHL er dabei derart weite Strecken laufen musste (der hatte kein Auto, keine Züge, keine Flugzeuge), sondern: WEIL er so viel gelaufen ist. Eine Vermutung. Fragen können wir ihn nicht, den frühen Menschen, wir können aber den Effekt untersuchen, den das Laufen auf unsere Problemlösungsfähigkeit heute hat. Und der ist groß.

Laufend bessere Ideen

Eine Studienreihe der Universität Standford aus dem Jahr 2014 mit dem schönen Titel „Give your ideas some legs“ zeigte, dass die Effizienz unserer Problemlösungen um 60 Prozent steigt, wenn wir beim Nachdenken gehen. Statt uns auf dem ergonomisch geformten Schreibtischstuhl hin und her zu drehen. Die in der Studie untersuchte Teilnehmergruppe kam jedenfalls während des Gehens und auch danach auf innovative und zweckmäßigere Lösungen als im Sitzen. Dabei war es gleichgültig, ob die Versuchspersonen draußen an der frischen Luft oder drinnen auf einem Laufband marschierten.

Kopieren Sie die nächste Seite 20-mal. Legen Sie den Stoß in die Nachtischschublade. Nehmen Sie ein Problem nicht mit ins Bett, schreiben Sie es auf. Lesen Sie es sich morgens vor dem Laufen laut vor. Und dann laufen Sie los – und lassen der Inkubation ihren Lauf, das Unterbewusstsein die Lösung hochschicken!

TIPP: Das Probemlösungszettelchen von der nächsten Seite können Sie auch hier runterladen!

TAGEBUCH

Ich habe (k)ein Problem ...

Aufschreiben. Morgen früh dem Unterbewusstsein schicken. Und das brütet die Lösung aus. Nennt man Inkubation.

Der Schäfer, das Laufen und das Leben

Laufen macht glücklich, weiß man auch in Australien. Und weil dieses ferne Land ein bisschen größer ist als Deutschland, gibt es da auch ein bisschen längere Laufstrecken. Nämlich 543,7 Meilen von Melbourne nach Sydney. 543,7 Meilen. Eine Handvoll Glücklicher steht am Start. Für das Foto. Störend ein älterer Herr, ein Schafsfarmer in entsprechender Uniform und mit schweren Springerstiefeln. Der wollte unbedingt mit aufs Foto. Er würde da mitlaufen. Er sei ja erst 61 Jahre alt.

Da wird er sofort interessant für die Reporter. Sie umringen ihn. Strategie? Verpflegungsdepot? Begleitung? Seine Antwort, von klassischer Schönheit: „Bin ich zum Laufen hier – oder was?“

Springerstiefel. Der hatte keine Chance. Weit zurück am Abend des ersten Tages. Nur: Am Morgen des nächsten Tages lag er weit vorne. Weil ja jeder Profi, also Teilnehmer wusste: Für diese Extremleistung braucht man fünf Stunden Schlaf und eine Stunde Massage täglich. Das wusste der Schafsfarmer nicht. Der lief einfach weiter. Das war's auch schon. Die einen lassen sich massieren, die anderen laufen. Wie im tägli-

chen Leben. Hören Sie in jeder politischen Talkshow.
Der Schafsfarmer mit seinen Springerstiefeln übrigens hat gewonnen. Mit einem Vorsprung von 1,5 Tagen. Nach 543,7 Meilen. Wann fangen Sie an zu laufen? Wann fangen Sie an zu leben? Ich meine: wirklich laufen ... wirklich leben ...
„Sind Sie zum Leben hier – oder was?"

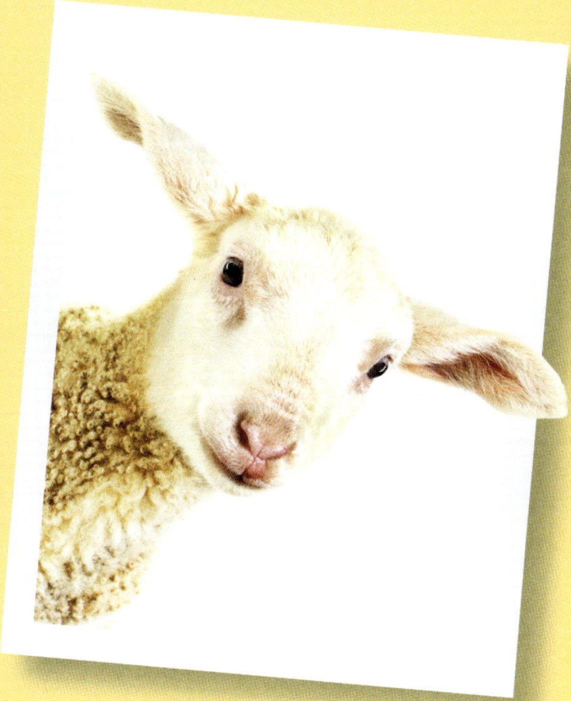

Das Training der Gewinner

Training ist selbstverständlicher Teil Ihres Lebens. Als Kleinkind haben Sie das Gehen trainieren müssen. Haben sprechen trainieren müssen. Haben essen und trinken gelernt. Haben sich die Kunstfertigkeit angeeignet, ein Rad zu fahren. Trainierten in der Schule Ihren Denkapparat. Training ist Ihnen selbstverständlich. Hat also nicht nur mit Sport zu tun. Aber eines trainieren Sie nicht oder kaum. Dabei ist das Ihr heimliches Ziel. Jedenfalls oft: das GEWINNEN.

Sie möchten im Leben gerne und oft gewinnen. Nur … wie soll etwas funktionieren, das Sie nicht trainiert haben? Oh! Kann man das Gewinnen trainieren? Wie soll denn das gehen? Da müsste man ja täglich gewinnen und sich dadurch diese goldene Fertigkeit aneignen. Nur … gewinnen täglich? Gibt's nicht. Gewinnen ist etwas Seltenes. Genau das habe auch ich viele Jahrzehnte meines Lebens geglaubt. Nur: Ist halt wieder so ein falscher Glaubenssatz. Dabei ist die Anleitung „Wie werde ich ein Gewinner?“ so einfach. Liegt bezeichnenderweise „daneben“, auf einem anderen Feld. Ich bin selbst 45 Jahre meines Lebens nicht darauf gekommen. Gewinnen kann man lernen. Durch Übung. Sie müssen gewinnen üben, um es zu lernen. Täglich üben. Aber wie? Wann? Wo?

Gewinnen Sie täglich im Beruf? Bezweifle ich. Gewinnen Sie täglich in der Ehe? Tja ... Gewinnen Sie täglich bei der Kindererziehung? Ganz sicher nicht. Ja – wie wollen Sie dann jemals gewinnen lernen? Genau: Drum haben Sie's ja auch nie gelernt. Und drum gewinnen Sie ... eher selten. Schon aufgefallen? Die Lösung: Laufen. Lachen Sie nicht!

Laufen ist – wieder einmal – die Lösung. Denn: Wenn Sie täglich nach Ihrem Waldlauf unter der Dusche stehen, haben Sie verstanden. Dann haben Sie nämlich gewonnen. Das wissen Sie. Zutiefst innen drinnen. Sie haben heute wieder gewonnen. Und das bahnt sich. Bahnt sich neuronal. Ihr Gehirn gewöhnt sich an das Gefühl „Ich gewinne“. Und genau das ist das Geheimnis derer, die immer gewinnen. Sie laufen. Oder kennen Sie eine andere Möglichkeit, täglich mit Sicherheit zu gewinnen?

TAGEBUCH

„Sich selbst besiegen ist der schönste Sieg."

FRIEDRICH VON LOGAU

Was fällt mir dazu ein?

Läuferleben auf dem Land

Wir kennen den Effekt: Von der Natur geht eine sanfte Faszination aus, die uns zurückholt in das Hier und Jetzt, ins Leben, in den eigenen Körper. Im Vergleich zu einem Spaziergang in einer städtischen Umgebung führt das Marschieren durch Wald, Felder und Wiesen zu einem stärkeren Erholungseffekt. Gehen und Laufen im Grünen wirken beruhigend und entspannend. Weil ein beruhigter Geist kreativer ist, können wir schwierige Probleme nach einem Abstecher in die Natur einfacher, schneller und besser lösen.
Deshalb beneide ich sie nicht (mehr), die Großstädter. Habe kein Verständnis für Menschen, die in New York leben wollen. In diesem Steine-Moloch. Hatte aber immer die Annehmlichkeiten vor Augen, beispielsweise in München zu leben. Eingebettet in bequemer Reichweite erfreulich nah zu guten Restaurants. Theater und Oper leicht mit dem Taxi erreichbar. Kultur. Museen.

Jetzt lebe ich auf dem Land. Tiefste Provinz. Weitab vom Schuss. Praktisch im Wald. Und weiß mehr und mehr die Vorteile zu schätzen. Siehe oben: Von meiner Terrasse geht's über die Wiese in den Wald. Mit überreicher Tierwelt. Das scheint tatsächlich auf den Geist abzufärben. Bin heute dankbar für das „Leben auf dem Lande".

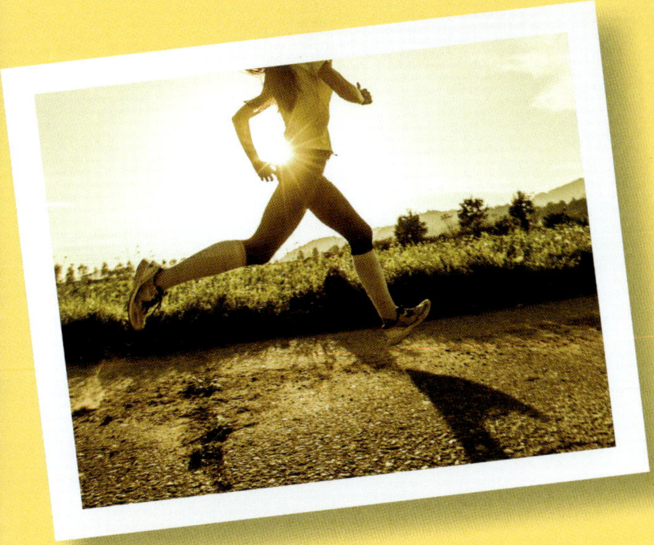

Lust auf Wettkampf

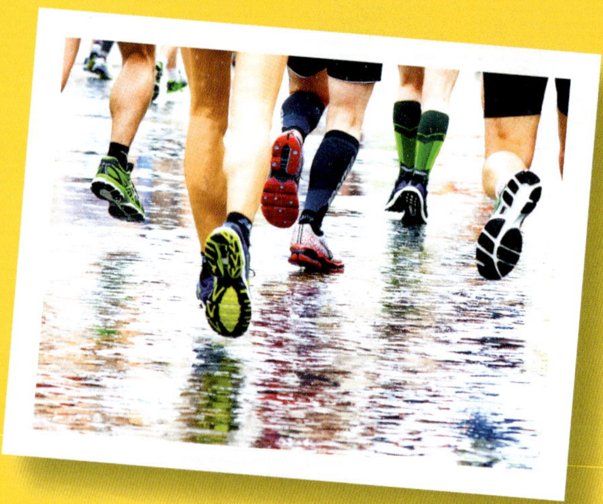

Sie sind laufend über zwei Monate unterwegs, Sie haben Lust, sich zu messen. Wollen keinen Weltrekord aufstellen, sondern dabei sein, nur gegen sich selbst antreten. Ankommen ist Ihr Ziel. Ihr Sportmediziner hat einen Vital-Check gemacht und gesagt: „Laufen Sie los." Dann tun Sie das. Melden Sie sich zu einem Halbmarathon an. Und starten Sie.

Trinken Sie einen halben Liter Wasser. Alle fünf Kilometer nachtanken – und jede Stunde ein Stück Banane essen oder ein Powergel mit Kohlenhydraten. Langsam loslaufen. Am Ende des Hügels etwas schneller, bergab langsamer werden und Energie tanken. Und denken Sie nach oben: Wenn Sie müde werden, weckt Sie ein kleiner Spurt. Und dann, wenn Sie meinen, nicht mehr zu können: Träumen Sie. Sehen Sie sich lachend im Ziel. Und Sie werden sehen, das Träumen bringt Sie weiter. Das richtige Träumen. Das lernen Sie auf den nächsten Seiten.

"Ihr aber seht und sagt: Warum? Aber ich träume und sage: Warum nicht?"

GEORGE BERNHARD SHAW

Laufen und mentale Techniken

Laufen ist das Nadelöhr. Wer nicht durch dieses Nadelöhr geht, hat keine Chance, mentale Techniken mit Erfolg zu nutzen. Neurolinguistisches Programmieren (NLP), Meditation, Visualisieren, Ankern ... All diese wundervollen Techniken funktionieren ja wirklich.

Nur gerade nicht bei den Menschen, die diese Techniken studieren, die sie lernen möchten. Wissen Sie, weshalb? Einer der berühmtesten Mentaltrainer sagte mir wörtlich: „Ich lebe von den Wiederholern." Heißt: Die Menschen lernen, haben in dem Moment verstanden, gehen nach Hause und wollen die Techniken anwenden. Funktioniert nicht. Klappt einfach nicht. Dann glauben sie an ihre eigene Dämlichkeit und rennen erneut in den nächsten Kurs.

Diese mentalen Techniken, das ist ausgeklügelte, hochmoderne Software. Die Menschen stecken sie in ihren Uralt-PC – ich meine: hier oben. Das Hirn. Dieser uralte PC ist 30, 40, 50 Jahre alt. Der ist verrottet, verkalkt, verrostet, die Kapazität ist am Minimum. Die Hardware ist, sagen wir, veraltet. Die Software funktioniert nicht. Jetzt kommt's: Mit dem Laufen, mit der Bewegung, verändern Sie Ihre Hardware.

Das ist die einfachste Methode, Ihr Hirn wieder zu erneuern, Ihren Computer auf den neuesten Stand zu bringen.

Eine neue Hardware

Durch Bewegung, durch Laufen, nimmt das neuronale Netz zu. Ein Fakt. Da geht für mich der Himmel auf. All die Verknüpfungen der Hirnzellen, in denen mein Wissen, auch mein Charakter gespeichert ist, erneuern sich, werden größer. Die Anzahl der Blutgefäße im Gehirn nimmt zu. Verdoppelt sich. Also steigt die Durchblutung, steigt die Sauerstoffversorgung, die Versorgung mit Vitalstoffen. Das Gehirn wacht wieder auf. „Wieder" bedeutet: Als Kind hatten Sie solch ein Gehirn. Ihres ist nur eingeschlafen. Heißt übersetzt: Die Hardware wird wieder wie neu. Wird aufpoliert ...

Und jetzt dürfen Sie zu einem Mentaltrainer gehen, dürfen die neueste Software erlernen und die da oben einschieben. Jetzt funktioniert es plötzlich. Und genau deshalb ist das Laufen – so komisch es klingen mag, geb ich ja zu –, ist das Laufen das Nadelöhr. Wer durch dieses Nadelöhr nicht geht, hat keine Chance. Keine Chance, mit Gedankenkraft sein Leben zu verbessern. Nur um Sie zu ärgern: Das gilt selbstverständlich auch für die Ernährung. Wer durch das Nadelöhr Bewegung, Joggen nicht geht, hat keine Chance, sich jemals richtig zu ernähren.

TAGEBUCH

Meine Gedanken heute beim Laufen

... aufschreiben. Und morgen mal probieren, ob Sie wenige Sekunden ohne das Affengeschnatter im Kopf auskommen.

Iamon, iamon, iamon

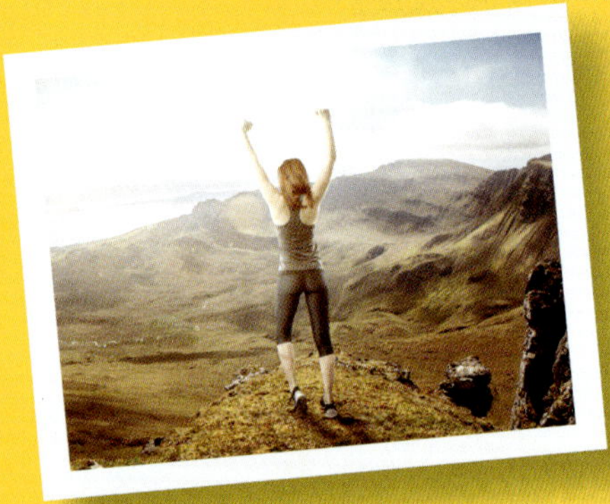

Meditieren ist ganz einfach. Wissen Sie doch: hinsetzen, entspannen, auf den Atem konzentrieren und an nichts denken. Anfangs eine Minute, später zwei, drei Minuten, irgendwann eine halbe Stunde ... Als ob das irgendjemand könnte. Natürlich nicht. Das schaffen Sie höchstens zwölf Sekunden lang. Dann schweifen Ihre Gedanken ab. Völlig normal. Ganz natürlich. Geht einfacher: Eine mentale Technik lässt Sie in nur wenigen Minuten hundertprozentig entspannen und regenerieren. Ziehen Sie sich an einen ruhigen Ort zurück. Legen oder setzen Sie sich entspannt hin. Holen Sie Ihren Geist aus dem Grübeln: Geben Sie ihm einfach ein Kunstwort, das Sie ständig wiederholen: „Iamon, iamon, iamon." Auch wenn Ihnen anfangs Gedanken dazwischenpurzeln, weiter „Iamon" denken. Irgendwann ist Ihr Gehirn im Alpha-Zustand. Sie spüren Ihren Körper nicht mehr. Üben Sie das jeden Tag. Erst im Liegen vor dem Einschlafen oder im Sitzen – und dann im Laufen. Von mir aus im Marathonlaufen.

"Marathon ist Meditation für Leute, die nicht still sitzen können oder wollen."

ECKART VON HIRSCHHAUSEN

Der Meditationslauf

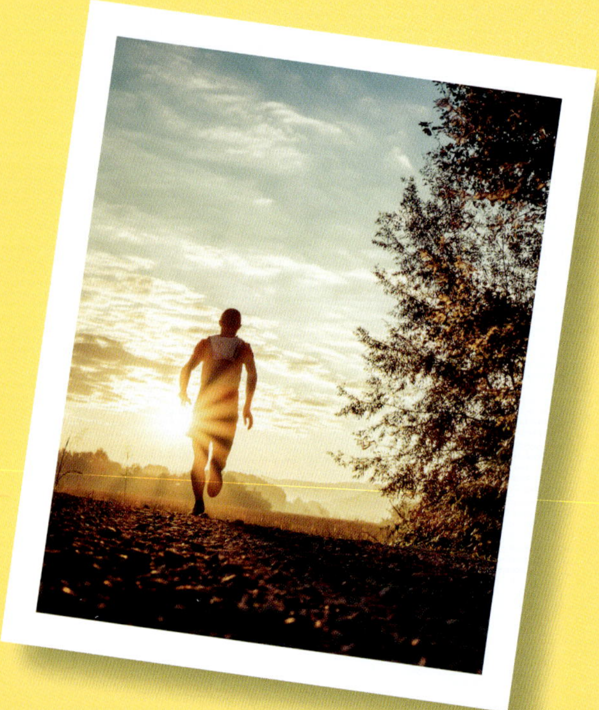

Laufen Sie länger, anders, meditativer. Mutieren Sie vom Gehirnbesitzer zum Gehirnbenutzer. Im Rhythmus der eigenen Schritte sanft, aber tief ein- und ausatmen. Und Iamon, iamon, iamon ... Langsam laufen, ganz kleine Schritte auf dem Vorderfuß machen. Tänzeln. Schweben. Keinesfalls aus der Puste kommen. Bewegungsmeditation soll Spaß machen. Und irgendwann schweben Sie. Spüren Ihre Füße nicht mehr. Fliegen, wie ein Adler ...

Unter der Woche arbeitet unser Gehirn im Beta-Zustand. Es ortet Umweltreize, ordnet Geräusche ein, hört Menschen zu, reagiert auf Situationen. Und sonntags im Meditationslauf – „Iamon, iamon, iamon" in sich hineinmurmelnd – verlangsamen sich Ihre Hirnströme. Sie geraten in den Alpha-Zustand. Gedankenmüll fällt ab. Sie stecken ihre Gedanken-Energie in sich selbst. Und färben den Urstrom der Gedanken, der im Alltag oft so grau ist, einfach neu ein. Glücklicher.

"Nutzen Sie sonntags das Schlüsselchen zu Ihrer Seele. Laufen Sie nicht, träumen Sie."

DR. ULRICH STRUNZ

Lauf in andere Welten

Sie laufen. Laufen täglich. Nutzen den Reflex, den Sie ja mittlerweile wie den Frühstücksei-Reflex haben, die ganze Woche. Und sonntags? Lernen Sie, meditativ hineinzulaufen in… andere Welten.
Kindisch einfach: Sonntags laufe ich in Hawaii. Unter Palmen. Strahlend blauer Himmel. Herrlich glühende Sonne. Rechts und links bunt gekleidete Menschen. Lärm. Jubel. Glück.

Sie können tatsächlich in andere Welten hineinlaufen. Zunächst stellen Sie sich andere Orte vor. Laufen Sie am Strand von Fuerteventura. Rechts das türkisblaue Meer mit den Surfern, vor Ihnen der goldgelbe Strand.

Später werden das andere Gedankenwelten, in die Sie auch laufen können. Andere Gefühlswelten. Völlig neue Dimensionen. Sehen Sie: Auch ich habe all dies nicht gewusst. Ich glaubte, in einer Welt zu leben, zu arbeiten und irgendwann zu sterben. Erst das Laufen hat mir Türchen geöffnet in völlig andere Welten.

Zunächst ganz banal: hat mich auf andere Kontinente gebracht dank der Wettkämpfe. Hat mir dann gezeigt, dass es tief im Geist, tief in der Seele des Menschen noch unendlich viel zu entdecken gibt. Dank der idealen Verknüpfung: lebensnotwendiges Laufen und grenzüberschreitende Meditation.

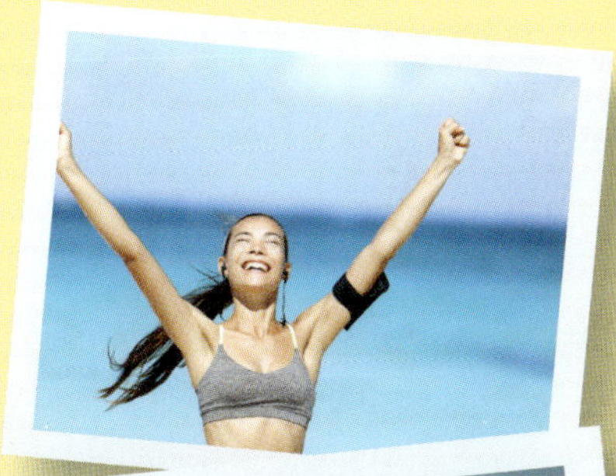

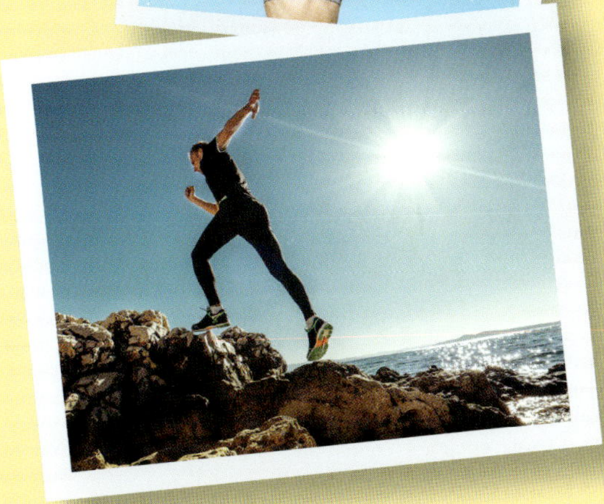

Exotical Vitamin-Shot

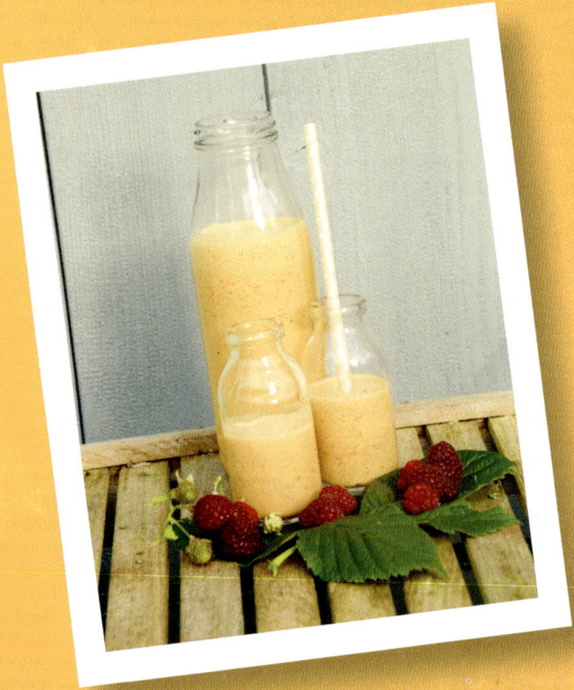

Das bringt 70 Billionen Läuferzellen in Schwung. Hält die Seele in Balance und schützt vor allen Widrigkeiten des Lebens.

Für 2 Portionen (à 250 ml):

½ säuerlichen Apfel | 4 Kumquats | 10 g Ingwer | 5 g Kurkumawurzel | 1 Beutel Vitamineral Maracuja-Geschmack | 100 g ungesüßter Kokosjoghurt | 200 ml Kokoswasser oder Mineralwasser

Pro Glas (250 ml) 1 g EW, 3 g KH

1 Apfel und Kumquats klein schneiden. Ingwer und Kurkumawurzel würfeln. Zusammen mit Vitamineral, Kokosjoghurt, Kokoswasser oder Mineralwasser im Mixer oder mit dem Schneidstab fein pürieren.

2 Nun 4 Eiswürfel oder Crushed Ice dazugeben, noch mal durchmixen. Drink in Gläser füllen, je 2 Kumquatscheiben an den Glasrand stecken. Zubereitung: 10 Minuten

TIPP: Bringen Sie Abwechslung in Ihren Vitamin-Shot. Welche Früchte haben gerade Saison? Beeren sind ideale Läufer-Früchte, sie haben nur wenig Kohlenhydrate.

Langsam?

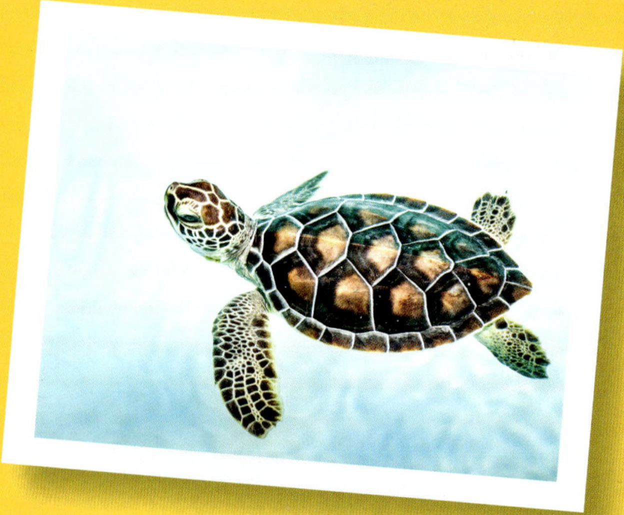

"Alle Weisheit ist langsam."

CHRISTIAN MORGENSTERN

„Lauf!" Diese Aufforderung kennen Sie aus Ihrer Kindheit und haben sie nie hinterfragt. Sie laufen und funktionieren. Versuchen, immer noch der Erste zu sein. Stellen Sie sich vor, irgendwann ruft ein Trainer: „Lauf so langsam, wie du kannst." Wie würde das aussehen? Wie würde es sich anfühlen? Würden Sie nicht erst einmal nachfragen, was das soll? Das passt nämlich nicht in Ihr Leistungskonzept. Der Körpertherapeut Moshe Feldenkrais sagte mal: „Um Bewegung zu verstehen, braucht man Gefühl, nicht Anstrengung!"
Probieren Sie das einfach mal aus. Laufen Sie so langsam, wie Sie können. Wahrscheinlich denken Sie: Das ist ja kein Laufen mehr. Vielleicht ist diese Langsamkeit wohltuend. Und vielleicht dämpft sie endlich einmal den ständig anspornenden Ehrgeiz.

Sinnlich ist es nur im Wald

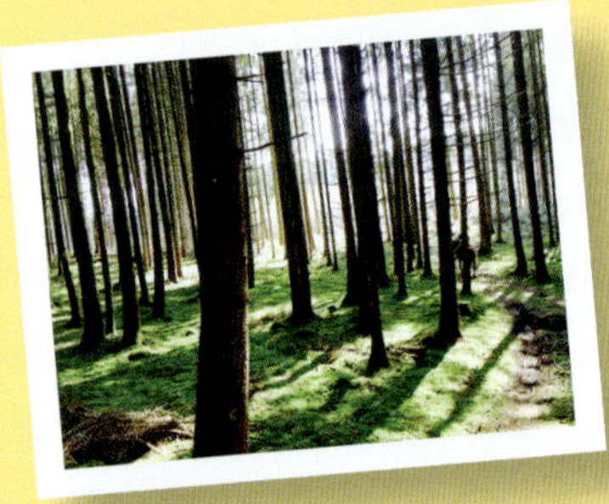

Im Wald laufen alle Sinne auf Hochtouren: Sie riechen die Fichtennadeln, hören den Specht, fühlen die Frische der Luft. Und Sie laufen auf weichem Boden, was Ihre Gelenke schont. Äste, Wurzeln und Steine trainieren Ihre Koordinationsfähigkeit, Ihre Beweglichkeit und Ihre Reflexe. Sie erleben, wie sich die Natur für die Jahreszeiten umzieht. Nur, im Wald können Sie nicht düsen. Denn sehr lange Läufe auf weichem Waldboden ermüden, Ihr Schritt wird flacher, und dann stolpert sich's schnell. Laufen Sie deshalb am Schluss noch ein Stück auf dem Asphalt. Zehn bis 15 Kilometer im Wald sind Erholung, aber ab 20 Kilometer wird's hart. Vorsichtige Läufer und Anfänger sollten sich Waldstrecken aussuchen, wo Läufer keine seltene Spezies sind – oder einen Mitläufer.

Strecken für den Sinnes-Lauf

Freunde fragen, in Laufforen forschen, im Internet gucken – und hier reinschreiben. Auf Worte folgen Taten. Und die bilden den Charakter.

Regenlauf

Schauderwetter. Brrrrr! Pustekuchen: Ihre große Chance, endlich wieder einmal Glück zu spüren. Nicht gewusst? Noch nicht umgedacht? Dieses innere Leuchten, dieses wohlige Wärmegefühl den Rücken hoch ... also Glück haben Sie nämlich selbst in der Hand. Sie sind eben nicht von Ihrer Umwelt abhängig. Und schon gar nicht vom Wetter. Glück ist machbar! Woher ich das weiß? Weil Sie mir das erzählen. Täglich. Und ein bisschen von Ihrem Glück an mich weitergeben ... Da sitzen Sie mir also gestern gegenüber. Vor ein paar Monaten zum bewegten Menschen geworden. Also aufgewacht. Erkennt man übrigens an Ihren Augen. Und erzählen mir: ... dass Sie gestern erstmals im Regen gelaufen seien. Bewusst. Sich warm angezogen hätten und in strömendem Nass losgerannt seien. Sogar recht schnell. Und zu Ihrer großen Überraschung das Ganze sogar genossen hätten. Nicht, wie erwartet, gelitten, sondern genossen! Und dann, und dann, als Sie wieder zu Hause waren ...

... wirkliches Glück empfunden hätten. Weil Sie im Innersten verstanden hatten, dass dieser Regenlauf etwas Besonderes war. Ein Neuanfang.
So etwas erzählen Sie mir in einem nüchternen Praxiszimmer. Glück sei also machbar! Und da Ihnen die Fähigkeit zu laufen niemand wegnimmt, wissen Sie auf einmal, dass Sie unabhängig werden, ja, schon sind. Dass Sie „omnia mea mecum porto", also alles wirklich Wesentliche bei sich tragen. Die Fähigkeit zu laufen. Die Fähigkeit, sich Glück selbst zu machen. Jederzeit und an jedem Ort. Auch und erst recht bei Regen.

Kinder spielen Fangen im Regen. Kreischend und jubelnd vor Glück. Versuchen, Tropfen mit dem Mund aufzufangen. Springen mit beiden Stiefeln gleichzeitig in die Pfütze. Regen ist sehr wohl Teil des Lebensglückes. Das haben Sie als neuer Regenläufer vielleicht auch gerade erstmals verstanden.

TAGEBUCH

Vom Träumen und Wünschen

Iamon öffnet das Tor zum Unterbewusstsein. Nun haben Sie die Chance, ihm Botschaften zu schicken, die Träume wahr werden lassen. Sie wollen schlank werden, Erfolg haben, Glück spüren? Dann sagen Sie es Ihrem Unterbewusstsein. Es wird dafür sorgen, dass Sie Ihre Ziele erreichen, dass Ihre Wünsche in Erfüllung gehen. Schicken Sie Ihrem Unterbewusstsein Ihre in Gedanken ausgemalte Vision. Und Ihr Unterbewusstsein lässt Sie fortan so handeln, dass dieser Wunsch in Erfüllung geht.

Was hätten Sie denn gerne? Einen VW-Beetle, ein Haus am See, den Job als ... Hier können Sie alle Ihre Wünsche notieren. Und nehmen Sie immer mal wieder einen davon mit auf die Laufpiste. Schicken Sie ihn, während die Füße über den Boden fliegen, die Morgensonne das Gesicht kitzelt, ins Unterbewusstsein. Denn das steht im direkten Kontakt zum Universum – und sorgt dafür, dass Wünsche wahr werden.

Meine Wünsche

Flow – die Kraft des Windes

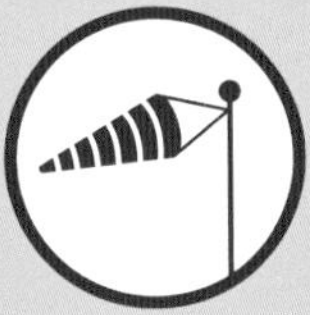

Höchstleistung ist etwas ganz Leichtes, Entspanntes. Man fliegt. Dieser göttliche Zustand hat viele Namen – einer davon ist „Flow“ und bedeutet Fließen. Der Moment, in dem Denken und Tun zusammenfallen und Glück den Körper durchströmt. Flow ist ein euphorisches Einswerden mit der Aufgabe, entspannte Höchstleistung, rauschhafte Selbstvergessenheit, höchstes Glück. Chirurgen kennen diesen Zustand, Komponisten, Autoren – und Läufer.

Sie haben einen idealen Körper, optimieren Ihren Stoffwechsel mit Vitalstoffen. Sie verfügen über die Fähigkeit der entspannten Konzentration – meditieren beim Sonntagslauf ... dann fehlt nur noch ein Auslöser, der Sie in den Flow geraten lässt. Eine beliebige geistige oder körperliche Anstrengung – ein Hobby, eine Aufgabe, ein Stadtmarathon. Je stärker der Druck, desto leichter geraten Sie in den Flow. Und Sie fliegen wie der Adler, ohne etwas zu tun – mit der Kraft des Windes.

Mein Date mit Mr. Flow

Laufevents

Da mach ich mit!
Laufevents heraussuchen vom Gelsenkirchener Stadtlauf bis zum New-York-Marathon. Name und Datum eintragen – und darauf laufen.

Neues Gewicht:

Ruhepuls:

Gelaufene Kilometer:

Mein Befinden:

Laufen ist jetzt für mich ...

3 Monate später …

NACHHER

"Das beste Mittel für ein langes Leben ist Laufen: der Gesundheit hinterher- und der Krankheit davonlaufen."

HELMUT GLASSL

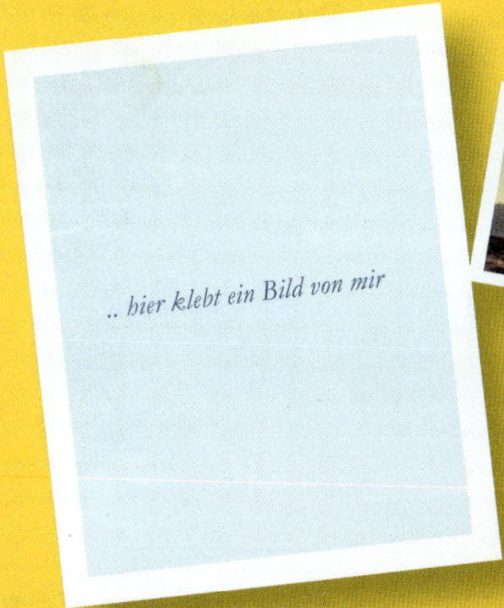

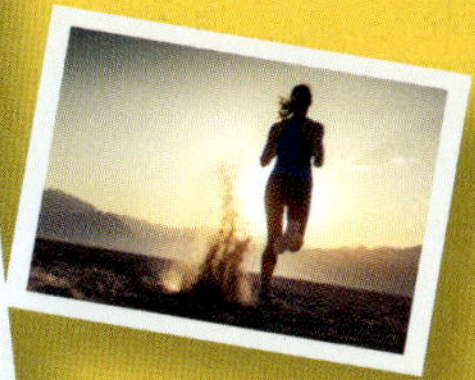